现代产科疾病诊断与处理

于迎春 ◎编著

吉林科学技术出版社

图书在版编目（CIP）数据

现代产科疾病诊断与处理/ 于迎春编著. -- 长春：
吉林科学技术出版社，2019.8
ISBN 978-7-5578-5975-6

Ⅰ.①现… Ⅱ.①于… Ⅲ.①产科病-诊疗 Ⅳ.
①R714

中国版本图书馆CIP数据核字(2019)第167117号

现代产科疾病诊断与处理
XIANDAI CHANKEJI ZHENDUAN YU CHULI

出 版 人	李 梁
责任编辑	李 征 李红梅
书籍装帧	山东道克图文快印有限公司
封面设计	山东道克图文快印有限公司
开 本	787mm×1092mm 1/16
字 数	204千字
印 张	8.75
印 数	3000册
版 次	2019年5月第1版
印 次	2019年5月第1次印刷

出 版	吉林科学技术出版社
发 行	吉林科学技术出版社
地 址	长春市福祉大路5788号出版集团A座
邮 编	130000
发行部电话/传真	0431-81629529　81629530　81629531
	81629532　81629533　81629534
储运部电话	0431-86059116
编辑部电话	0431-81629508
网 址	http://www.jlstp.net
印 刷	山东道克图文快印有限公司

书 号	ISBN 978-7-5578-5975-6
定 价	98.00元

前　　言

产科是人类生命的诞生地,产科工作者因此而有着特殊的骄傲和荣耀,但也不乏辛劳与风险,因其是一个高风险行业,医疗过程中的每一个环节都有可能存在不安全因素。妊娠分娩对于大多数人来说是一个生理过程,但在很多情况下又会在分娩过程中出现病理情况。由于妊娠分娩的特殊性、复杂性和西医学的局限性,妊娠分娩仍然充满了极大的风险,关系到母婴的生命安全,存在一定的并发症和不良结局的可能性。

全书共九章,主要以产科疾病的诊断与治疗为主体,以此介绍近年来产科领域存在疾病问题和解决方案。大部分内容参考了国内外的最新进展和参考文献。全书力求内容上推陈出新、文字上删繁就简,体现与时俱进的新面貌,对广大临床医生更新知识、提高临床工作能力提供帮助。

本书编者为编好本书倾注了大量心血,以其从事产科临床工作近几十年的深厚沉淀为基础,尽职尽责做了大量卓有成效的工作。由于时间仓促,书中难免的疏漏和不当之处,敬请广大读者朋友不吝批评指正。

编　者

目　　录

第一章 正常妊娠

第一节 妊娠生理

一、生殖细胞发生和成熟

1.精子的发生与成熟

(1)精子的来源:睾丸是男性生殖腺,除能分泌雄激素外,还能产生精子。睾丸实质由250个锥体小叶组成,每个小叶内有1～4条弯曲细长的生精小管,其管壁由支持细胞和生精细胞组成。生精细胞包括精原细胞、初级精母细胞、次级精母细胞、精子细胞和精子。

(2)精子发生过程:从精原细胞发育为精子,人类需(64±4.5)d。由精原细胞经过一系列发育阶段发展为精子的过程称为精子发生。这个过程可分为3个阶段:第一阶段,精原细胞经过数次有丝分裂,增殖分化为初级精母细胞。第二阶段,初级精母细胞进行DNA复制,经过两次成熟分裂,经短暂的次级精母细胞阶段,变为精子细胞。在此过程中,染色体数目减少一半,故又称减数分裂。第三阶段,精子细胞不再分裂,由圆形的精子细胞变态发育为蝌蚪状的精子,精子的形成标志着男性生殖细胞的成熟。

2.卵子发生与排卵

(1)卵子发生过程:卵巢是女性生殖腺,它既产生卵细胞,又分泌女性激素。人类的原始生殖细胞在受精后5～6周迁移至生殖嵴。人胚第6周时,生殖嵴内有原始生殖细胞1000～2000个;胚胎第5个月末,卵巢中卵细胞数有600万～700万个,其中约有200万个卵原细胞,500万个初级卵母细胞;至新生儿,两侧卵巢有70万～200万个原始卵泡;7～9岁时约有30万个;青春期约有4万个。在促性腺激素的作用下,每个月有15～20个卵泡生长发育,一般只有一个卵泡发育成熟并排出。女性一生中约排卵400余个,其余卵泡均在不同年龄先后退化为闭锁卵泡。卵泡的发育一般分为原始卵泡、初级卵泡、次级卵泡和成熟卵泡四个阶段。近年研究揭示,原始卵泡发育至成熟卵泡需跨几个周期才能完成。

(2)排卵:成熟卵泡破裂,卵母细胞自卵巢排出的过程称排卵。一般每28～35天排卵一次,两个卵巢轮流排卵,多数人每次排一个卵,偶尔可排两个卵。

二、受精及受精卵发育、输送与着床

1.受精

已获能的精子和成熟的卵子相结合的过程称受精。受精一般发生在排卵后的12h内,整个受精过程大约需要24h。

(1)精子获能:精子经宫颈管进入宫腔与子宫内膜接触后,子宫内膜白细胞产生的α、β淀

粉酶解除精子顶体酶上的"去获能因子",此时精子具有受精能力,称精子获能。获能的主要部位在子宫和输卵管。

(2)受精过程:获能的精子与卵子在输卵管壶腹部与峡部连接处相遇,在 Ca^{2+} 的作用下,精子顶体前膜破裂释放出顶体酶,溶解卵子外围的放射冠和透明带,称顶体反应。虽有数个精子穿过透明带,但只能有一个精子进入卵细胞。已获能的精子穿过次级卵母细胞透明带为受精的开始,雄原核与雌原核融合为受精的完成。

2.受精卵的输送与发育

输卵管蠕动和纤毛运动可将正在进行有丝分裂的受精卵向子宫腔方向移动,大约受精后3d 分裂成由 16 个细胞组成的实心细胞团,称桑葚胚。约在受精后第 4 日,桑葚胚进入子宫腔并继续分裂发育为 100 个细胞时,细胞间出现一些小的腔隙,随之融合为一个大腔,腔内充满液体,呈囊泡状,称胚泡。

3.着床

胚泡逐渐侵入子宫内膜的过程称植入,又称着床。着床于受精后第 5～6 天开始,第 11～12 天完成。

受精卵着床需经过定位,黏着和穿透三个阶段。着床必须具备以下条件:①胚胎必须发育至胚泡期;②透明带消失;③雌激素与孕激素分泌已达一定水平;④子宫内膜已进入分泌期,发生蜕膜反应,能允许胚泡着床。

受精卵着床后,黄体酮作用使子宫内膜腺体增大弯曲,腺上皮细胞内及腺腔中含有大量糖原、血管充血、结缔组织细胞肥大,此时子宫内膜称为蜕膜。根据囊胚与蜕膜的位置关系,蜕膜可分为三部分。①包蜕膜:覆盖于囊胚表面;②底蜕膜:位于囊胚植入处,以后发育成胎盘的母体部分;③真蜕膜:底蜕膜及包蜕膜以外的蜕膜部分。

三、胎儿附属物的形成及其功能

胎儿附属物是指胎儿以外的组织,包括胎盘、胎膜、脐带和羊水。

1.胎盘

胎盘由胎儿与母体组织共同构成,是母体与胎儿之间进行物质交换、营养代谢、分泌激素和阻止外来微生物入侵、保证胎儿正常发育的重要器官。由羊膜、叶状绒毛膜和底蜕膜构成。

(1)胎盘的形成与结构

1)羊膜:胎盘最内层,构成胎盘的胎儿部分。是由胚胎羊膜囊壁发育而成。正常羊膜光滑半透明,厚 0.05mm,无血管、神经及淋巴,有一定弹性,有活跃的物质转运功能。

2)叶状绒毛膜:构成胎盘的胎儿部分,是胎盘的主要部分。晚期囊胚着床后,滋养层迅速分裂增长,表面呈毛状突起,以后再分支形成绒毛。绒毛表面有两层细胞,内层为细胞滋养细胞,外层为合体滋养细胞,是执行功能的细胞。此时的绒毛为一级绒毛,又称初级绒毛;胚胎发育至第 2 周末或第 3 周初时,胚外中胚层逐渐深入绒毛膜干内,形成间质中心索,称二级绒毛,又称次级绒毛;约在第 3 周末,胚胎血管长入间质中心索,分化出毛细血管,形成三级绒毛,建立起胎儿胎盘循环。与底蜕膜相接触的绒毛营养丰富发育良好,称叶状绒毛膜。从绒毛膜板伸出很多绒毛于,逐渐分支形成初级绒毛干、次级绒毛干和三级绒毛干,每个绒毛干分出许多分支,一部分绒毛末端浮于绒毛间隙中称为游离绒毛,长入底蜕膜中的绒毛称固定绒毛。一个初级绒毛及其分支形成一个胎儿叶,一个次级绒毛及其分支形成一个胎儿小叶,一个胎儿叶包括几个胎儿小叶。绒毛干之间的间隙称绒毛间隙。在滋养层细胞的侵蚀过程中,子宫螺旋动脉和子宫静脉破裂,直接开口于绒毛间隙,绒毛间隙充满母体的血液,母体血液以每分钟500ml流速进入绒毛间隙,每个绒毛干中均有脐动脉和脐静脉,最终成为毛细血管进入绒毛末端,胎儿血也以每分钟500ml的流速流经胎盘,但胎儿血与母血不直接相通。

3)底蜕膜:构成胎盘的母体部分,占妊娠胎盘很小部分。固定绒毛的滋养层细胞与底蜕膜共同形成蜕膜板,相邻绒毛间隙之间残留下的楔形底蜕膜形成胎盘隔,不超过胎盘全层的2/3,相邻绒毛间隙的血液相互沟通。胎盘隔把胎盘的母体面分隔成表面凹凸不平的肉眼可见的暗红色15~20个母体叶,也称胎盘小叶。每个母体叶包含数个胎儿叶,每个母体小叶均有其独自的螺旋动脉供应血液。

在正常情况下,绒毛可侵入到子宫内膜功能层深部。若底蜕膜发育不良时,滋养层细胞可能植入过深甚至进入子宫肌层,造成植入性胎盘。

(2)妊娠足月胎盘的大体结构:足月胎儿的胎盘重约500g,直径15~20cm,中央厚,周边薄,平均2.5cm。胎盘母体面凹凸不平,由不规则的浅沟将其分为15~30个胎盘小叶,胎盘胎儿面覆盖着一层光滑透明的羊膜,近中央处有脐带附着。

(3)胎盘的生理功能:人胎盘生理功能极其复杂,具有物质交换及代谢,分泌激素和屏障功能,对保证胎儿的正常发育至关重要。

1)物质交换:进行物质交换是胎盘的主要功能,胎儿通过胎盘从母血中获得营养和氧气,排出代谢废物和二氧化碳。

①胎盘的物质交换方式:a.简单扩散,指物质通过细胞膜从高浓度区扩散至低浓度区,不消耗细胞能量。脂溶性高,分子量<250,不带电荷物质(如 O_2、CO_2、水、钠钾电解质等),容易通过血管合体膜。b.易化扩散,指在载体介导下物质通过细胞膜从高浓度区向低浓度区扩散,不消耗细胞能量,但速度远较简单扩散快得多,具有饱和现象,如葡萄糖等的转运。c.主动转运,指物质通过细胞膜从低浓度区逆方向扩散至高浓度区,在此过程中需要消耗 ATP,如氨基酸、水溶性维生素及钙、铁等转运,在胎儿血中浓度均高于母血。d.较大物质可通过血管合体膜裂隙,或通过细胞膜入胞和出胞等方式转运,如大分子蛋白质、免疫球蛋白等。

②气体交换:氧和二氧化碳在胎盘中以简单扩散方式交换。胎儿红细胞中血红蛋白含量高于成人,同时,子宫动脉内氧分压(5.3~6.6kPa)远高于绒毛间隙内氧分压(2~4kPa),使母血中氧能迅速向胎儿方向扩散。此外,由于胎盘屏障对 CO_2 的扩散度是氧的 20 倍,故胎儿向母血排出二氧化碳较摄取氧容易得多。二氧化碳进入母血后引起的 pH 值降低又可增加母血氧的释放。

③水与电解质的交换:水的交换主要通过简单扩散方式进行,孕 36 周时交换率最高,妊娠末期,每小时约有 3.6L 水通过胎盘进入胎儿。钾、钠和镁大部分以简单扩散方式通过胎盘屏

障,但当母体缺钾时,钾的交换方式则为主动运输,以保证胎儿体内正常钾浓度。钙、磷、碘、铁多以主动运输方式单向从母体向胎儿转运,保证胎儿正常生长发育,铁的主动运输不受母体贫血的影响。

④营养物质的转运和废物排出:葡萄糖是胎儿能量的主要来源,以易化扩散方式通过胎盘;氨基酸多以主动运输方式通过胎盘,蛋白质通过胎盘的入胞和出胞作用从母体转运至胎儿;脂类必须先在胎盘中分解,进入胎儿体内再重新合成;甾体激素要在酶的作用下,结构发生变化后才能通过胎盘。

脂溶性维生素 A、维生素 D、维生素 E、维生素 K 等主要以简单扩散方式通过胎盘屏障。维生素 A 以胡萝卜素的形式进入胚体,再转化成维生素 A。胎儿血中的水溶性维生素 B 和维生素 C 浓度高于母血,故多以主动运输方式通过胎盘屏障。

胎儿代谢产生的废物如肌酐、尿素等亦经胎盘进入母血后排出。

2)防御功能:由于胎盘的屏障作用,对胎儿具有一定的保护功能,但这种功能并不完善。母血中的免疫抗体 IgG 能通过胎盘,从而使胎儿获得被动免疫力,但 IgG 类抗体如抗 A、抗 B、抗 Rh 血型抗体亦可进入胎儿血中,致使胎儿及新生儿溶血。各种病毒(如风疹病毒、巨细胞病毒、流感病毒等)可直接通过胎盘进入胎儿体内,引起胎儿畸形、流产及死胎。一般细菌、弓形虫、衣原体、螺旋体等不能通过胎盘屏障,但可在胎盘部位形成病灶,破坏绒毛结构后进入胎儿体内引起感染。

3)内分泌功能:胎盘能合成多种激素、酶及细胞因子,对维持正常妊娠有重要作用。

①人绒毛膜促性腺激素(HCG):一种糖蛋白激素,由 α、β 两个不同亚基组成,α 亚基的结构与垂体分泌的 FSH、LH 和 TSH 等基本相似,故相互间能发生交叉反应,而 β 亚基的结构具有特异性。β-HCG 与 β-LH 结构较近似,但最后 30 个氨基酸各不相同,所以临床应用抗 HCGβ-亚基来进行 HCG 的检测,以避免 LH 的干扰。HCG 在受精后第 6 日开始分泌,受精后第 19 日就能在孕妇血清和尿中测出,至妊娠 8～10 周血清浓度达高峰,为 50～100kU/L,持续 1～2 周后迅速下降,中、晚期妊娠时血浓度仅为高峰时的 10%,持续至分娩,一般于产后 1～2 周消失。

HCG 的功能:HCG 具有 LH 与 FSH 的功能,维持月经黄体的寿命,使月经黄体增大成为妊娠黄体;HCG 能刺激雄激素芳香化转变为雌激素,同时也能刺激黄体酮的形成;HCG 能抑制植物凝集素对淋巴细胞的刺激作用,HCG 可吸附于滋养细胞表面,以免胚胎滋养层细胞被母体淋巴细胞攻击;HCG 与尿促性素(HMG)合用能诱发排卵。

②人胎盘生乳素(HPL):由 191 个氨基酸组成,是分子量为 22000 的一种蛋白类激素。妊娠 6 周时可在母血中测出,随妊娠进展,分泌量逐渐增加,至妊娠 34～35 周达高峰,母血值为 5～7mg/L,羊水值为 0.55mg/L,维持至分娩,分娩后 7h 内迅速消失。

HPL 的功能:促进蛋白质合成,形成正氮平衡,促进胎儿生长;促进糖原合成,同时可刺激脂肪分解,使非酯化脂肪酸增加以供母体应用,从而使更多的葡萄糖供应胎儿;促进乳腺腺泡发育,刺激乳腺上皮细胞合成酪蛋白、乳白蛋白与乳珠蛋白,为产后泌乳做好准备;促进黄体形成；抑制母体对胎儿的排斥作用。

③妊娠特异性蛋白：包括妊娠相关血浆蛋白A（PAPP-A），妊娠相关血浆蛋白B（PAPP-B）及妊娠相关血浆蛋白C（PAPP-C），其中较重要的是PAPP-C，也称$PS\beta_1G$，即SP_1，分子量为90000，含糖量为29.3%，半衰期为30h。受精卵着床后，SP_1进入母体血循环，其值逐渐上升，妊娠34～38周达高峰，至妊娠足月为200mg/L。正常妊娠母血、羊水、脐血及乳汁亦能测出SP1，羊水值比母血值低100倍，脐血值比母血值低1000倍。测定SP_1值，可用于预测早孕，并能间接了解胎儿情况。

④雌激素：为甾体类激素，妊娠早期主要由黄体产生，于妊娠10周后主要由胎儿-胎盘单位合成。至妊娠末期雌三醇值为非孕妇女的1000倍，雌二醇及雌酮值为非孕妇女的100倍。

雌激素合成过程：母体内胆固醇在胎盘内转变为孕烯醇酮后，经胎儿肾上腺胎儿带转化为硫酸脱氢表雄酮（DHAS），再经胎儿肝内16α-羟化酶作用形成16α-羟基硫酸脱氢表雄酮（16α-OH-DHAS），此种物质在胎盘合体滋养细胞硫酸酯酶作用下，去硫酸根成为16α-OH-DHA后，再经胎盘芳香化酶作用成为16α羟基雄烯二酮，最后形成游离雌三醇。由于雌三醇由胎儿和胎盘共同作用形成，故测量血雌三醇的值，可反映胎儿胎盘单位的功能。

⑤孕激素：为甾体类激素，妊娠早期由卵巢妊娠黄体产生，自妊娠8～10周后胎盘合体滋养细胞是产生孕激素的主要来源。随妊娠进展，母血中黄体酮值逐渐增高，至妊娠末期可达180～300nmol/L，其代谢产物为孕二醇，24h尿排出值为35～45mg。

⑥缩宫素酶：由合体滋养细胞产生的一种糖蛋白，分子量约为30万，随妊娠进展逐渐增加，主要作用是灭活缩宫素，维持妊娠。胎盘功能不良时，血中缩宫素酶活性降低。

⑦耐热性碱性磷酸酶（HSAP）：由合体滋养细胞分泌。于妊娠16～20周母血中可测出此酶。随妊娠进展分泌量增加，分娩后迅速下降，产后3～6d消失。多次动态测其数值，可作为胎盘功能检查的一项指标。

⑧细胞因子与生长因子：如表皮生长因子（EGF）、神经生长因子、胰岛素样生长因子（IG-Fs）、转化生长因子-β（TGF-β）、肿瘤坏死因子-α（TNF-α）、粒细胞-巨噬细胞克隆刺激因子（Gm-CSF）、白细胞介素-1、2、6、8等。这些因子对胚胎营养及免疫保护起一定作用。

2.胎膜

胎膜是由绒毛膜和羊膜组成。胎膜外层为绒毛膜，在发育过程中由于缺乏营养供应而逐渐退化萎缩为平滑绒毛膜，至妊娠晚期与羊膜紧密相贴。胎膜内层为羊膜，羊膜为半透明无血管的薄膜，厚度0.02～0.05cm，部分覆盖胎盘的胎儿面。随着胎儿生长羊膜腔的扩大，羊膜、平滑绒毛膜和包蜕膜进一步突向宫腔，最后与真蜕膜紧贴，羊膜腔占据整个子宫腔。胎膜含多量花生四烯酸的磷脂，且含有能催化磷脂生成游离花生四烯酸的溶酶体，故胎膜在分娩发动上有一定作用。

3.脐带

脐带是连于胚胎脐部与胎盘间的条索状结构。脐带外羊膜，内含卵黄囊、尿囊、两条脐动脉和一条脐静脉，中间填充华通胶有保护脐血管作用。妊娠足月胎儿脐带长30～70cm，平均

50cm，直径 1.0～2.5cm。脐带是胎儿与母体进行物质交换的重要通道。若脐带受压致使血流受阻时，可因缺氧导致胎儿窘迫，甚至胎死宫内。

4.羊水

充满在羊膜腔内的液体称羊水。妊娠不同时期的羊水来源、容量及组成均有明显改变。

(1)羊水的来源：妊娠早期主要为母体血清经胎膜进入羊膜腔的透析液，此时羊水的成分除蛋白质含量及钠浓度偏低外，与母体血清及其他部位组织间液成分极相似。妊娠 11～14 周时，胎儿肾脏已有排泄功能，此时胎儿尿液是羊水的重要来源，使羊水中的渗透压逐渐降低，肌酐、尿素、尿酸值逐渐增高。胎儿通过吞咽羊水使羊水量趋于平衡。

(2)羊水的吸收：羊水吸收的途径有①胎膜吸收约占 50％；②脐带吸收 40～50ml/h；③胎儿皮肤角化前可吸收羊水；④胎儿吞咽羊水，每 24 小时可吞咽羊水 500～700ml。

(3)母体、胎儿、羊水三者间的液体平衡：羊水始终处于动态平衡，不断进行液体交换。母儿间液体交换主要通过胎盘，约 3600ml/h；母体与羊水间交换主要通过胎膜，约 400ml/h；羊水与胎儿的交换，主要通过胎儿消化道、呼吸道、泌尿道以及角化前的皮肤等，交换量较少。

(4)羊水量、性状及成分：①羊水量，妊娠 8 周时 5～10ml，妊娠 10 周时 30ml，妊娠 20 周约 400ml，妊娠 38 周约 1000ml，此后羊水量逐渐减少至足月时约 800ml。过期妊娠羊水量明显减少，可少至 300ml 以下。②羊水性状及成分，妊娠早期羊水为无色澄清液体；妊娠足月羊水略浑浊，不透明，内有脂肪、胎儿脱落上皮细胞、毳毛、毛发等。比重为 1.007～1.025，中性或弱碱性，pH 值 7.20，内含 98％～99％水分，1％～2％为无机盐及有机物质。羊水中含大量激素和酶。

(5)羊水的功能：①保护胎儿，使胎儿在羊水中自由运动，防止胎儿自身及胚胎与羊膜粘连而发生畸形；羊水温度适宜，有一定活动空间，防止胎儿受外界机械损伤；临产时，羊水直接受宫缩压力能使压力均匀分布，避免胎儿直接受压致胎儿窘迫。②保护母体，减少妊娠期因胎动所致的不适感；临产后前羊水囊可扩张子宫颈口及明道；破膜后羊水可冲洗阴道，减少感染机会。

四、胎儿发育及其生理特点

1.不同孕周胎儿发育的特征

描述胎儿发育的特征，以 4 周为一个孕龄单位。在受精后 6 周(即妊娠 8 周)称为胚胎，是主要器官结构完成分化时期。从受精后第 7 周(即妊娠 9 周)称为胎儿，是各器官进一步发育渐趋成熟时期。

妊娠 4 周末：可辨认胚盘和体蒂。

妊娠 8 周末：胚胎初具人形，可分辨出眼、耳、鼻、口、手指及足趾，心脏已形成，B 型超声可见心脏形成与搏动。

妊娠 12 周末：胎儿身长 9cm，体重约 20g，外生殖器已发生，四肢可活动，肠管有蠕动，指甲形成。

妊娠 16 周末：胎儿身长 16cm，体重 100g，从外生殖器可辨认胎儿性别，头皮长出毛发，开始出现呼吸运动,形成成人血红蛋白,孕妇自觉有胎动。

妊娠20周末:胎儿身长25cm,体重约300g,全身有毳毛及胎脂,开始有吞咽及排尿功能,腹部听诊可闻及胎心音。

妊娠24周末:胎儿身长30cm,体重700g,皮下脂肪开始沉积,各脏器均已发育,但尚不完善,出现眉毛和眼毛,此时出生已能呼吸。

妊娠28周末:胎儿身长35cm,体重1000g,有呼吸及吞咽运动,出生后能啼哭,但易患呼吸窘迫综合征。

妊娠32周末:胎儿身长40cm,体重1700g,面部毳毛已脱落,存活力尚可,出生后注意护理可以存活。

妊娠36周末:胎儿身长45cm,体重2500g,出生后能啼哭及吸吮,皮下脂肪沉积较多,生活力良好,出生后基本可以存活。

妊娠40周末:胎儿身长50cm,体重3000g,已发育成熟,外观体形丰满,足底皮肤有纹理,指(趾)甲超过指(趾)端,男婴睾丸下降,女婴外阴发育良好,出生后哭声响亮。能很好存活。

胎儿身长的增长速度有其规律性,临床上常用新生儿身长作为判断胎儿月份的依据。妊娠前20周的胎儿身长(cm)=妊娠月数的平方。妊娠后20周=妊娠月数×5。

2.胎儿的生理特点

(1)循环系统:①胎儿循环不同于成人,营养供给和代谢产物排出均经过脐血管、胎盘、母体来完成。含氧量较高的血液自胎盘经脐静脉进入胎儿体内,分为三支:一支进入肝脏,一支与门静脉汇合再进入肝脏,这两支的血液经肝静脉进入下腔静脉,另一支经静脉导管直接进入下腔静脉。因此进入右心房的下腔静脉血是混合血,有来自脐静脉含氧量高的血液,也有来自胎儿身体下半部含氧量低的血液。②卵圆孔的开口正对下腔静脉入口,故下腔静脉入右心房的血流大部分经卵圆孔入左心室。③由于肺循环阻力较大,肺动脉血大部分经动脉导管入主动脉,仅有1/3血经肺静脉入左心房,会同卵圆孔进入左心室之血再进入升主动脉,供应心、头部及上肢。左心室小部分血液进入降主动脉,会同动脉导管进入之血经腹下动脉进入两条脐动脉后再通过胎盘,与母血进行气体交换,因此胎体无纯动脉血,而是动静脉混合血。④新生儿出生后出现自主呼吸,肺循环建立,胎盘循环停止,左心房压力增高,右心房压力降低,从而改变了胎儿右心压力高于左心的特点和血液流向,卵圆孔于生后数分钟开始关闭,多在生后6~8周完全闭锁。新生儿血流分布多集中于躯干及内脏,故肝、脾常可触及,四肢容易发冷出现发绀。

(2)血液系统:①红细胞生成,孕3周内胎儿红细胞来自卵黄囊,孕10周肝脏是红细胞生成主要器官,以后骨髓、脾渐具造血功能。妊娠30周红细胞生成素大量产生,故妊娠32周以后早产儿及妊娠足月儿红细胞数均较多,约 $6.0×10^{12}$/L。妊娠足月时骨髓产生90%的红细胞。②血红蛋白生成,妊娠前半期,血红蛋白为胎儿型,从妊娠16周开始,成人型血红蛋白逐渐形成,至临产时胎儿血红蛋白仅占25%。③白细胞生成,妊娠8周,胎儿血循环出现粒细胞,妊娠12周胸腺、脾产生淋巴细胞,成为胎儿体内抗体的主要来源。

（3）呼吸系统：母—儿血液在胎盘进行气体交换，胎儿出生前肺泡、肺循环及呼吸肌均已发育，孕 11 周可见胎儿胸壁运动，孕 16 周胎儿呼吸能使羊水进出呼吸道。当胎儿窘迫时，出现大喘息样呼吸运动。

（4）消化系统：孕 12 周有肠管蠕动，孕 16 周时胃肠功能基本建立，胎儿可吞咽羊水，吸收大量水分。胎儿胃肠对脂肪吸收能力差。肝脏内缺乏许多酶，不能结合因红细胞破坏所产生的大量游离胆红素。

（5）泌尿系统：妊娠 11～14 周胎儿肾已有排尿功能，妊娠 14 周胎儿膀胱内有尿液，并通过排尿参与羊水形成与交换。

（6）内分泌系统：妊娠 6 周胎儿甲状腺开始发育；妊娠 12 周可合成甲状腺激素。肾上腺于妊娠 4 周时开始发育，妊娠 7 周时可合成肾上腺素，妊娠 20 周时肾上腺皮质增宽，主要由胎儿带组成，可产生大量甾体激素。

（7）生殖系统：①男性胎儿睾丸于妊娠第 9 周开始分化发育，在妊娠 14～18 周形成。由细精管、激素和酶作用使中肾管发育，副中肾管退化，外生殖器向男性分化发育。男性胎儿睾丸于临产前才降至阴囊内，右侧高于左侧且下降稍迟。②女性胎儿卵巢于妊娠 11～12 周开始分化发育，副中肾管发育形成阴道、子宫、输卵管，外生殖器向女性分化发育。

五、妊娠期母体变化

在妊娠期，为了适应胎儿生长发育的需要，孕妇受胎儿及胎盘所产生的激素的影响，在解剖、生理以及生化方面发生一系列变化。这些变化于分娩后和或停止哺乳后逐渐恢复。

1.生殖系统的变化

（1）子宫

1）重量、容量和形状的改变：非孕期子宫重量约为 50g，足月妊娠时可增至 1000g 左右，约为非孕时重量的 20 倍。非孕时宫腔容量约为 10ml，足月孕时增至 5000ml 左右。随着子宫体积的改变，子宫形状由孕早期的倒梨形变化至孕 12 周时的球形，以及孕晚期的长椭圆形直至足月，孕早期子宫肥大可能与雌、孕激素作用有关，孕 12 周后子宫体增大，则与胎儿及其附属组织的扩展有关。

2）子宫位置的改变：妊娠 12 周前子宫位于盆腔内，随着妊娠进展子宫长大，从盆腔上升入腹腔并轻度向右旋转。孕妇仰卧位时，子宫向后倒向脊柱，可压迫下腔静脉及主动脉出现仰卧位低血压综合征一系列表现，如脉快、心慌、血压下降等，改侧卧位后血压迅速恢复。

3）子宫收缩：妊娠 12～14 周起，子宫出现无痛性不规则收缩，随着孕周增加，收缩频率及幅度相应增加，其特点为稀发、不对称，收缩时宫腔压力不超过 1.3～2.0kPa（10～15mmHg），持续时间约为 30s，称 BraxtonHicks 收缩。

4）子宫胎盘的血流灌注：妊娠期胎盘的灌注主要由子宫动脉及卵巢动脉供应，子宫动脉非孕时屈曲，至妊娠足月渐变直，以适应妊娠期子宫血流量增加的需要。足月时子宫血流量为 500～700ml/min，较非孕时增加 4～6 倍，其中 5% 供应肌层，10%～15% 供应子宫蜕膜层，80%～85% 供应胎盘。宫缩时，子宫血流量明显减少。

5)子宫峡部:系指位于宫颈管内,子宫的解剖内口与组织学内口间的狭窄部位,长 0.8~1cm。妊娠后变软,妊娠 10 周时子宫颊部明显变软,妊娠 12 周以后,子宫峡部逐渐伸展拉长变薄,扩展成为宫腔的一部分,临产后可伸展至 7~10cm,成为产道的一部分,称子宫下段。

6)宫颈:妊娠时宫颈充血水肿,外观肥大,呈紫蓝色,质软。宫颈管内腺体肥大,黏液增多,形成黏液栓,防止细菌进入宫腔。由于宫颈鳞柱状上皮交界部外移,宫颈表面出现糜烂面,称假性糜烂。

(2)卵巢:妊娠期略增大,停止排卵。一侧卵巢可见妊娠黄体。妊娠 10 周后,胎盘取代妊娠黄体功能,卵巢黄体于妊娠 3~4 个月开始萎缩。

(3)输卵管:妊娠期输卵管伸长,但肌层不增厚,黏膜可呈蜕膜样改变。

(4)阴道:黏膜变软,充血水肿呈紫蓝色。皱襞增多,伸展性增加。阴道脱落细胞增加、分泌物增多呈白色糊状。阴道上皮细胞含糖原增加,乳酸含量增多,使阴道分泌物 pH 值降低,可防止病原体感染。

(5)外阴:妊娠期外阴充血,皮肤增厚,大小阴唇色素沉着,阴唇内血管增加,结缔组织变软,故伸展性增加,有利于分娩。

2.乳房的变化

妊娠期由于受垂体催乳素、胎盘生乳素、雌激素、孕激素、生长激素及胰岛素影响,使乳腺管和腺泡增生,脂肪沉积;乳头增大变黑,易勃起;乳晕变黑,乳晕上的皮脂腺肥大形成散在结节状小隆起,称蒙氏结节。妊娠 32 周后挤压乳晕,可有数滴稀薄黄色乳汁溢出称初乳。

3.循环系统的变化

(1)心脏:妊娠后期因增大的子宫将横膈上推,使心脏向左、向上、向前移位,更贴近胸壁,心音界稍扩大。心脏移位使大血管轻度扭曲,加之血流量增加及血流速度加快,心尖区可闻及 $I \sim II$ 级柔和吹风样收缩期杂音。妊娠晚期心脏容量增加 10%,心率增加 10~15 次/分,心电图出现轴左偏,多有第一心音分裂或第三心音。

(2)心排血量:心排血量的增加为孕期循环系统最重要的改变,对维持胎儿生长发育极其重要。自妊娠 10 周开始增加,至妊娠 32 周达高峰,左侧卧位测心排血量较非孕时增加 30%,平均每次心排血量可达 80ml,维持至足月。临产后,尤其第二产程时排血量显著增加。

(3)血压:孕期由于胎盘形成动静脉短路、血液稀释、血管扩张等因素致孕早期及中期血压偏低,孕晚期血压轻度升高,脉压稍增大,孕妇体位影响血压,仰卧位时腹主动脉及下腔静脉受压,使回心血量减少,心排血量减少,迷走神经兴奋,血压下降,形成妊娠仰卧低血压综合征。

4.血液系统改变

(1)血容量:自孕 6~8 周开始增加,孕 24~32 周达高峰,增加 30%~45%,平均增加约 1500ml,其中血浆约增加 1000ml,红细胞约增加 500ml,血液相对稀释。

(2)血液成分:①红细胞,由于血液稀释,红细胞计数约为 $3.6 \times 10^{12}/L$,血红蛋白值为 110g/L,血细胞比容为 31%~34%。②白细胞,自妊娠 7~8 周开始增加,至妊娠 30 周达高峰,为 $(10 \sim 12) \times 10^{9}/L$,有时可达 $15 \times 10^{9}/L$,以中性粒细胞为主,淋巴细胞增加不多。③凝血因子,处于高凝状态。凝血因子Ⅱ、Ⅴ、Ⅶ、Ⅳ、Ⅹ增加,仅凝血因子Ⅺ、Ⅻ降低。血小板无明显改变,血浆纤维蛋白原含量增加40%~50%,达4~5g/L。血沉加快,可达100mm/h。妊娠晚期凝血酶原时间及部分孕妇凝血活酶时间轻度缩短,凝血时间无明显改变。纤维蛋白溶酶原显著增加,优球蛋白溶解时间延长,致纤溶活性降低。④血浆蛋白,由于血液稀释,血浆蛋白,尤其是白蛋白减少,约为35g/L,加之孕期对铁的需要量增多,孕妇易发生缺铁性贫血。可给硫酸亚铁、维生素C、乳酸钙口服纠正贫血。

5.呼吸系统改变

孕妇胸廓周径加大,妊娠中期有过度通气现象,妊娠晚期以胸式呼吸为主,呼吸较深。肺活量无明显改变,肺泡换气量和通气量增加,但呼吸道抵抗力降低容易感染。

6.泌尿系统变化

(1)肾脏:妊娠期由于代谢产物增多,肾脏负担过重,肾血浆流量较非孕时增加35%,肾小球滤过率增加50%,且两者均受体位影响,孕妇仰卧位尿量增加,故夜尿量多于日尿量。代谢产物尿素、尿酸、肌酸、肌酐等排泄增多。当肾小球滤过超过肾小管吸收能力时,可有少量糖排出,称为妊娠生理性糖尿。

(2)输尿管:妊娠期在孕激素作用下,输尿管增粗且蠕动减弱,尿流缓慢,右侧输尿管受右旋妊娠子宫压迫,加之输尿管有尿液逆流现象,孕妇易患急性肾盂肾炎,以右侧多见。

7.消化系统改变

妊娠期胃肠平滑肌张力降低,贲门括约肌松弛,胃内酸性内容物可产生反流,胃排空时间延长,易出现上腹饱满感。肠蠕动减弱,易出现便秘或痔疮。肝脏胆囊排空时间延长,胆道平滑肌松弛,胆汁黏稠使胆汁淤积,易诱发胆石症。故孕妇应养成定时排便的习惯,多食新鲜蔬菜和水果,少吃辛辣食物,纠正便秘。

8.皮肤的变化

妊娠期垂体分泌促黑素细胞激素增加,导致孕妇乳头、乳晕、腹白线、外阴、腋窝等处出现色素沉着。面颊部呈蝶状褐色斑,称妊娠斑。随着妊娠子宫增大及肾上腺皮质激素分泌增多,孕妇腹部、大腿、臀部及乳房皮肤的皮内组织改变,皮肤过度扩张,使皮肤弹力纤维断裂,形成紫色或淡红色不规则平行裂纹,称妊娠纹。

9.内分泌系统的改变

(1)垂体:妊娠期腺垂体增生肥大,嗜酸细胞肥大增生形成妊娠细胞。此细胞可分泌催乳激素(PRL)。PRL从孕7周开始增多,至妊娠足月分娩前达高峰约200μg/L。PRL有促进乳腺发育作用,为泌乳做准备。产后未哺乳者于产后3周内降至非孕水平,哺乳者产后80~100d降至非孕水平。

(2)肾上腺皮质:妊娠期因雌激素大量增加,使中层束状带分泌的皮质醇增多3倍,但其中90%与蛋白结合,血中游离皮质醇不多,故孕妇无肾上腺皮质功能亢进表现;外层球状带分泌的醛固酮于妊娠期增加4倍,但大部分与蛋白结合,不致引起过多的水钠潴留;内层网状带分泌的睾酮稍有增加,表现为孕妇阴毛及腋毛增多增粗。

（3）甲状腺：妊娠期甲状腺呈均匀增大，血清甲状腺素增加，但游离甲状腺素无大幅度增加，孕妇通常无甲状腺功能亢进表现。

10.新陈代谢的变化

（1）基础代谢率（BMR）：BMR 于孕早期稍下降，孕中期渐增高，至孕晚期可增高 15%～20%。

（2）体重：妊娠 13 周前无改变，13 周起体重平均每周增加 350g，至妊娠足月时体重平均增加 12.5kg。

（3）糖类：妊娠期胰岛功能旺盛，分泌胰岛素增多，使血循环中的胰岛素增加，故孕妇空腹血糖稍低于非孕妇女。

（4）脂肪代谢：妊娠期吸收脂肪能力增强，母体脂肪堆积增多，由于能量消耗增加，故糖原储备少。若孕期能量消耗过多时，如妊娠剧吐，可出现尿酮阳性。

（5）蛋白质代谢：呈正氮平衡。孕妇体内储备的氮除供给胎儿、母体子宫、乳房发育需要外，尚为分娩期消耗做准备。

（6）矿物质代谢：妊娠期母儿需要大量钙、磷、铁。故应补充大量钙、维生素 D 和铁以满足需要。

11.骨骼、关节及韧带变化

妊娠期子宫圆韧带、主韧带及骨盆漏斗韧带增长，肥大变粗。骨骼关节及耻骨联合松弛，有轻度伸展性，严重时可发生耻骨联合分离。骶尾关节松弛有一定活动性，有利于分娩。

第二节　妊娠诊断

一、早期妊娠的诊断

1.病史与症状

（1）停经：已婚生育年龄妇女，平时月经周期规则，一旦月经过期 10d 或以上，应首先疑为妊娠，若停经已达 8 周，妊娠的可能性更大。但需与内分泌紊乱、哺乳期、口服避孕药引起的停经相鉴别。

（2）早孕反应：约 50% 以上妇女于停经 6 周左右出现畏寒、头晕、乏力、嗜睡、食欲缺乏、偏食或厌油腻、恶心、晨起呕吐等症状，称早孕反应。与体内 HCG 增多，胃酸分泌减少以及胃排空时间延长可能有关。多于妊娠 12 周左右自行消失。

（3）尿频：妊娠早期出现，系增大的前倾子宫在盆腔内压迫膀胱所致。一般妊娠 12 周子宫进入腹腔后，尿频症状消失。

2.检查与体征

（1）生殖器官的变化：妊娠 6～8 周行阴道检查，可见阴道壁及宫颈充血，呈紫蓝色。双合诊检查发现宫颈变软，子宫峡部极软，感觉宫颈与宫体似不相连，称黑加征。随妊娠进展，子宫增大变软,妊娠8周时宫体大小约为非孕时2倍,妊娠12周约为非孕时3倍。

(2)乳房的变化:早孕时受雌孕激素影响,乳房增大,孕妇自觉乳房轻微胀痛,检查见乳头及其周围皮肤(乳晕)着色加深,乳晕周围出现蒙氏结节。

3.辅助检查

(1)妊娠试验:一般受精后7d即可在血浆中检测到HCG,临床测定尿中HCG常用试纸法,测定血清HCG常用放射免疫法检测HCG-β亚型。

(2)超声检查:①B型超声显像法,是检查早孕快速准确的方法。妊娠5周时在增大子宫内见到圆形光环——妊娠环,环内为液性暗区(羊水)。若在妊娠环内见到有节律的胎心搏动,可确认早孕,活胎。②超声多普勒法,在增大的子宫内听到有节律的单一高调胎心音,最早可在妊娠7周听到。

(3)黄体酮试验:停经妇女每日肌注黄体酮20mg,连续3～5d,停药后2～7d出现阴道出血,可排除妊娠,若停药后7d仍未出现阴道流血,妊娠可能性大。

(4)宫颈黏液检查:宫颈黏液量少质稠,涂片干燥后镜下可见到排列成行的椭圆体,无羊齿植物叶状结晶,则早孕可能性大。

(5)基础体温测定(BBT):如呈双相且持续3周以上不下降,应考虑早孕。

二、中、晚期妊娠的诊断

妊娠中期以后,子宫明显增大,能扪及胎体,感到胎动,听到胎心音,容易确诊。

1.病史与体征

有早孕经历,感觉腹部增大,自觉胎动。

(1)子宫增大:子宫随妊娠进展逐渐增大,根据手测宫底高度及尺测宫高、腹围,B型超声检查监测胎儿双顶径大小以判断妊娠周数。

(2)胎动:胎儿在子宫内冲击子宫壁的活动称胎动(FM),胎动正常是胎儿情况良好的表现。妊娠18～20周开始孕妇自觉胎动,正常胎动每小时3～5次。

(3)胎儿心音:妊娠18～20周用听诊器经孕妇腹壁可听到胎儿心音。正常胎心率为120～160次/分。胎心音应与脐带杂音、子宫杂音、腹主动脉音相鉴别。

(4)胎体:妊娠20周以后,经腹壁可触及子宫内的胎体。妊娠24周以后,能区别胎头、胎臀及胎儿肢体。

2.辅助检查

(1)超声检查:B型超声可显示胎儿数目、胎产式、胎先露、胎方位,有无胎心搏动及胎盘位置,且能测量胎头双顶径等多条径线,并可观察有无胎儿体表畸形。超声多普勒可探出胎心音、胎动音、脐带血流音及胎盘血流音。

(2)胎儿心电图:常用间接法测得。妊娠12周以后即能显示较规律图形,妊娠20周后成功率更高。

(3)X线诊断:X线检查主要用于骨盆测量,检查有无多胎、体表畸形和死胎等,由于X线对胎儿的潜在性损害,现已被超声检查所取代,极少应用。

三、胎产式、胎先露、胎方位

胎儿在宫腔内为适应宫体形状所取的姿势称为胎势。妊娠 28 周以前,由于羊水多,胎儿小,胎儿位置和姿势容易改变。妊娠 32 周以后,胎儿生长速度较羊水增长速度快,羊水相对减少,胎儿位置和姿势较为恒定。胎儿位置正常与否与能否顺利分娩及母子安全密切相关。

1.胎产式

胎产式是指胎儿纵轴与母体纵轴的关系。二者平行时为纵产式,两者垂直时为横产式。前者占足月妊娠分娩总数的 99.75%;后者仅占 0.25%。两纵轴交叉成锐角时为斜产式。纵产式大多数可从阴道分娩,而横产式则不能,斜产式是暂时的,在分娩过程中多数转为纵产式,偶有转成横产式,造成难产。

2.胎先露

临产时最先进入骨盆入口的胎儿部位称胎先露。纵产式的先露部是头或臀,横产式的先露部为肩。头先露根据胎头俯屈或仰伸的程度分为枕先露、前囟先露、额先露、面先露。臀先露根据下肢的屈伸情况分为完全臀先露、单臀先露、膝先露、足先露。有时头先露或臀先露与胎手或胎足同时入盆,称为复合先露。

3.胎方位

胎儿先露部的指示点与母体骨盆的关系称为胎方位,简称胎位。枕先露以枕骨、面先露以颏骨、臀先露以骶骨、肩先露以肩胛骨为指示点。每个指示点与母体骨盆入口处的左、右、前、后、横(侧)的关系可有 6 种方位(肩先露除外)。

第三节　孕期监护

孕期监护的目的是尽早发现高危妊娠,及时治疗妊娠并发症,保障孕产妇、胎儿及新生儿健康。监护内容包括孕妇定期产前检查、胎儿监护、胎儿成熟度及胎盘功能监测等。

一、产前检查

(一)产前检查的时间

产前检查于确诊早孕时开始。早孕检查一次后,未见异常者应于孕 20 周起进行产前系列检查,每 4 周一次,32 孕周后改为每 2 周一次,36 孕周后每周检查一次,高危孕妇应酌情增加检查次数。

(二)产前检查的内容和方法

1.病史

(1)孕妇首次就诊应详细询问年龄、职业、婚龄、孕产次、籍贯、住址等,注意年龄是否过小或超过 35 岁。

(2)既往有无肝炎、结核病史,有无心脏病、高血压、血液病、肾炎等疾病史,以及发病时间、治疗转归等。

（3）家族中有无传染病、高血压、糖尿病、双胎及遗传性疾病史。

（4）配偶有无遗传性疾病及传染性疾病史。

（5）月经史及既往孕产史：询问初潮年龄、月经周期，经产妇应了解有无难产史、死胎、死产史、分娩方式及产后出血史。

（6）本次妊娠经过：早期有无早孕反应及其开始出现时间；有无病毒感染及用药史；有无毒物及放射线接触史；有无胎动及胎动出现的时间；孕期有无阴道流血、头痛、心悸、气短、下肢水肿等症状。

（7）孕周计算：多依据末次月经起始日计算妊娠周数及预产期。推算预产期，取月份减 3 或加 9，日数加 7。若为农历末次月经第一日，应将其换算成公历，再推算预产期。若末次月经不清或哺乳期月经未来潮而受孕者。可根据早孕反应出现时间、胎动开始时间、尺测耻上子宫底高度及 B 型超声测胎头双顶径等来估计。

2.全身检查

观察孕妇发育、营养、精神状态、步态及身高。身高小于 140cm 者常伴有骨盆狭窄；注意心、肝、肺、肾有无病变；脊柱及下肢有无畸形；乳房发育情况，乳头有无凹陷；记录血压及体重，正常孕妇血压不应超过 140/90mmHg；或与基础血压相比不超过 30/15mmHg；正常单胎孕妇整个孕期体重增加 125kg 较为合适，孕晚期平均每周增加 0.5kg，若短时间内体重增加过快多有水肿或隐性水肿。

3.产科检查

（1）早孕期检查：早孕期除做一般体格检查外，必须常规做阴道检查。内容包括确定子宫大小与孕周是否相符；发现有无阴道纵隔或横膈、宫颈赘生物、子宫畸形、卵巢肿瘤等；对于阴道分泌物多者应做白带检查或细菌培养，及早发现滴虫、真菌、淋菌、病毒等的感染。

（2）中、晚孕期检查

1）宫高、腹围测量目的：在于观察胎儿宫内生长情况，及时发现引起腹围过大、过小，宫底高度大于或小于相应妊娠月份的异常情况，如双胎妊娠、巨大胎儿、羊水过多和胎儿腹内发育迟缓等。测量时孕妇排空膀胱，取仰卧位，用塑料软尺自耻骨联合上缘中点至子宫底测得宫高，软尺经脐绕腹 1 周测得腹围。后者大约每孕周平均增长 0.8cm，16～42 孕周平均腹围增加 21cm。

2）腹部检查

视诊：注意腹形大小、腹壁妊娠纹。腹部过大、宫底高度大于停经月份则有双胎、巨大胎儿、羊水过多可能；相反可能为胎儿宫内发育迟缓（IUGR）或孕周推算错误；腹部宽，宫底位置较低者，多为横位；若有尖腹或悬垂腹，可能伴有骨盆狭窄。

触诊：触诊可明确胎产式、胎方位、估计胎儿大小及头盆关系。一般采用四步触诊法进行检查。

第一步，用双手置于宫底部，估计胎儿大小与妊娠周数是否相符，判断宫底部的胎儿部分，胎头硬而圆且有浮球感，胎臀软而宽且形状略不规则。第二步，双手分别置于腹部左右侧，一手固定另一手轻深按,两手交替进行,以判断胎儿背和肢体的方向,宽平一侧为胎背,另一侧高低不平为肢体,有时还能感到肢体活动。第三步,检查者右手拇指与其余四指分开,于耻骨联合上方握住胎先露部,判定先露是头或臀,左右推动确定是否衔接,若胎先露浮动,表示尚未入盆。若固定则胎先露部已衔接。第四步,检查者面向孕妇足端,两手分别置于胎先露部两侧,沿骨盆入口向下深按,进一步确定胎先露及其入盆程度。

听诊:妊娠 18～20 周时,在靠近胎背上方的孕妇腹壁上可听到胎心。枕先露时,胎心在脐右(左)下方;臀先露时,胎心在脐(右)左上方;肩先露时,胎心在靠近脐部下方听得最清楚。当确定胎背位置有困难时,可借助胎心及胎先露判定胎位。

(三)骨盆测量

骨盆大小及形状是决定胎儿能否经阴道分娩的重要因素之一。故骨盆测量是产前检查必不可少的项目。分骨盆外测量和骨盆内测量。

1.骨盆外测量

(1)髂棘间径(IS):测量两髂前上棘外缘的距离,正常值为 23～26cm。

(2)髂嵴间径(IC):测量两髂嵴外缘的距离,正常值为 25～28cm。

(3)骶耻外径(EC):孕妇取左侧卧位,左腿屈曲,右腿伸直,测第五腰椎棘突下至耻骨上缘中点的距离,正常值为 18～20cm。此径线可以间接推测骨盆入口前后径。

(4)坐骨结节间径(出口横径)(TO):孕妇仰卧位、两腿弯曲,双手抱双膝,测量两坐骨结节内侧缘的距离,正常值为 8.5～9.5cm。

(5)出口后矢状径:坐骨结节间径<8cm 者,应测量出口后矢状径,以出口测量器置于两坐骨结节之间,其测量杆一端位于坐骨节结间径的中点,另一端放在骶骨尖,即可测出出口后矢状径的长度,正常值为 8～9cm,出口后矢状径与坐骨结节间径之和>15cm,表示出口无狭窄。

(6)耻骨弓角度:检查者左、右手拇指指尖斜着对拢,放置在耻骨联合下缘,左、右两拇指平放在耻骨降支上面,测量两拇指间角度,为耻骨弓角度,正常值为 90°。小于 80°为不正常。

2.骨盆内测量

(1)对角径:指耻骨联合下缘至骶岬前缘中点的距离。正常值为 12.5～13.5cm,此值减去1.5～2.0cm 为骨盆入口前后径的长度,又称真结合径。测量方法为在孕 24～36 周时,检查者将一手的示、中指伸入阴道,用中指尖触到骶岬上缘中点,食指上缘紧贴耻骨联合下缘,另一手食指标记此接触点,抽出阴道内手指,测量中指尖到此接触点距离为对角径。

(2)坐骨棘间径:测量两坐骨棘间的距离,正常值为 10cm。方法为一手示、中指放入阴道内,触及两侧坐骨棘,估计其间的距离。

(3)坐骨切迹宽度:其宽度为坐骨棘与骶骨下部的距离,即骶棘韧带宽度。将阴道内的食指置于韧带上移动,若能容纳 3 横指(5.5～6cm)为正常,否则属中骨盆狭窄。

(四)绘制妊娠图

将每次检查结果,包括血压、体重、子宫长度、腹围、B 型超声测得胎头双顶径值、尿蛋白、尿雌激素/肌酐(E/C)比值、胎位、胎心率、水肿等项,填于妊娠图中,绘制成曲线,观察其动态变化,可以及早发现孕妇和胎儿的异常情况。

(五)辅助检查

常规检查血、尿常规,血型、肝功能;如有妊娠并发症者应根据具体情况做特殊相关检查;对胎位不清,胎心音听诊困难者,应行 B 型超声检查;对有死胎死产史、胎儿畸形史和遗传性疾病史,应进行孕妇血甲胎蛋白、羊水细胞培养行染色体核型分析等检查。

二、胎儿及其成熟度的监护

(一)胎儿宫内安危的监护

1.胎动计数

可以通过自测或 B 型超声下监测。若胎动计数≥10 次/12 小时为正常;<10 次/12 小时,提示胎儿缺氧。

2.胎儿心电图及彩色超声多普勒测定脐血的血流速度

可以了解胎儿心脏及血供情况。

3.羊膜镜检查

正常羊水为淡青色或乳白色,若羊水混有胎粪,呈黄色、黄绿色甚至深绿色,说明胎儿宫内缺氧。

4.胎儿电子监测

可以观察并记录胎心率(FHR)的动态变化,了解胎动、宫缩时胎心的变化,估计和预测胎儿宫内安危情况。

(1)胎心率的监护

1)胎心率基线(FHR-baseline):指无胎动及宫缩情况下记录 10min 的 FHR。正常在 120～160bpm,FHR>160bpm 或<120bpm,为心动过速或心动过缓,FHR 变异指 FHR 有小的周期性波动,即基线摆动,包括胎心率的变异振幅及变异频率,变异振幅为胎心率波动范围,一般 10～25bpm;变异频率为 1min 内胎心率波动的次数,正常≥6 次。

2)一过性胎心率变化:指与子宫收缩有关的 FHR 变化。加速是指子宫收缩时胎心率基线暂时增加 15bpm 以上,持续时间>15s,这是胎儿良好的表现,可能与胎儿躯干或脐静脉暂时受压有关。减速是指随宫缩出现的短暂胎心率减慢,分三种。早期减速,FHR 减速几乎与宫缩同时开始,FHR 最低点在宫缩的高峰,下降幅度<50bpm,持续时间短,恢复快,一般认为与宫缩时胎头受压,脑血流量一时性减少有关。变异减速(VD),FHR 变异形态不规则,减速与宫缩无恒定关系,持续时间长短不一,下降幅度>70bpm,恢复迅速。一般认为宫缩时脐带受压所致。晚期减速(LD),FHR 减速多在宫缩高峰后开始出现,下降缓慢,幅度<50bpm,持续时间长,恢复亦慢。一般认为是胎盘功能不足,胎儿缺氧的表现。

(2)预测胎儿宫内储备能力

1)无应激试验(NST):通过观察胎动时胎心率的变化情况了解胎儿的储备能力。用胎儿监护仪描记胎心率变化曲线,至少连续记录 20min。若有 3 次或以上的胎动伴胎心率加速>15bpm,持续>15s 为 NST 有反应型;若胎动时无胎心率加速、加速<15bpm,或持续时间<

15s 为无反应型,应进一步做缩宫素激惹试验以明确胎儿的安危。

2)缩宫素激惹试验(OCT):又称宫缩应激试验(CST),用缩宫素诱导出规律宫缩,并用胎儿监护仪记录宫缩时胎心率的变化。若多次宫缩后连续出现晚期减速,胎心率基线变异减少,胎动后胎心率无加速为 OCT 阳性,提示胎盘功能减退;若胎心率基线无晚期减速、胎动后有胎心率加速为 OCT 阴性,提示胎盘功能良好。

(二)胎儿成熟度的监测

(1)正确计算胎龄,可按末次月经、胎动日期及单次性交日期推算妊娠周数。

(2)测宫高、腹围计算胎儿体重。胎儿体重=子宫高度(cm)×腹围(cm)+200。

(3)B 型超声测胎儿双顶径>8.5cm,表示胎儿已成熟。

(4)羊水卵磷脂、鞘磷脂比值(L/S)>2,表示胎儿肺成熟;肌酐浓度≥176.8μmol/L(2mg%),表示胎儿肾成熟;胆红素类物质,若用△OD450 测该值<0.02,表示胎儿肝成熟;淀粉酶值,若以碘显色法测该值≥450U/L,表示胎儿涎腺成熟;若羊水中脂肪细胞出现率达20%,表示胎儿皮肤成熟。

三、胎盘功能监测

监测胎盘功能的方法除了胎动计数,胎儿电子监护和 B 型超声对胎儿进行生物物理监测等间接方法外,还可通过测定孕妇血、尿中的一些特殊生化指标直接反应胎盘功能。

1.测定孕妇尿中雌三醇值正常值

为 15mg/24h,10～10mg/24h 为警戒值,<10mg/24h 为危险值,亦可用孕妇随意尿测定雌激素/肌酐(E/C)比值,E/C 比值>15 为正常值,10～15 为警戒值,<10 为危险值。

2.测定孕妇血清游离雌三醇值

妊娠足月该值若<40nmol/L,表示胎盘功能低下。

3.测定孕妇血清胎盘生乳素(HPL)值

该值在妊娠足月若<4mg/L 或突然下降 50%,表示胎盘功能低下。

4.测定孕妇血清妊娠特异性 β 糖蛋白(PSβ$_1$G)

若该值于妊娠足月<170mg/L,提示胎盘功能低下。

第四节　遗传筛查和产前诊断

(一)遗传筛查

遗传筛查是指检测异常基因或染色体的携带者;检出患遗传性疾病的个体,给予相应治疗;以及检出其子代患遗传性疾病风险增加的个体或夫妇,对他们进行婚姻和生育指导,以减少和预防遗传性疾病的发生。

1.遗传携带者的检出

遗传携带者是指表型正常却带有致病遗传基因的个体,主要为隐性遗传病杂合体和染色体平衡易位者。

(1)隐性遗传病杂合体的检出:人群中隐性遗传病的发病率不高,但杂合体所占比例却相当高。那么对发病率低的遗传性疾病,通常不做杂合体的群体遗传筛查,仅对患者亲属及其对象进行筛查。对于检测出的携带者进行遗传学方面的指导,预防纯合体患儿的出生。

(2)染色体平衡易位者的检出:染色体平衡易位多无遗传物质的丢失,一般不表现疾病。但其后代染色体异常的概率为50%以上,甚至达100%,可致生育死亡率高。故染色体平衡易位者检测是遗传筛查的项目之一。

2.遗传筛查的手段

(1)羊膜腔穿刺羊水检查:取羊水细胞培养,行染色体核型分析,一般在孕16～20周进行。

(2)绒毛活检:在孕6～8周时吸取绒毛,可通过涂片观察,酶活性测定、染色体检查或提取DNA后做基因诊断,亦可行绒毛细胞培养,进行染色体核型分析。

(3)羊膜腔胎儿造影:将脂溶性及水溶性造影剂注入羊膜腔内,诊断胎儿体表畸形及消化道畸形。

(4)胎儿镜检查:可在直视下观察胎儿体表和胎盘胎儿面,同时可以采集羊水,抽取胎血和胎儿皮肤活检等。

(5)B型超声:妊娠6周以后,B型超声能观察到胎儿体表及脏器有无畸形,有无脑积水、无脑儿、大的脊柱裂等。

(6)经皮脐静脉穿刺取胎血检测:在妊娠18～20周检查,可确定胎儿血型,并能进行β-地中海贫血、镰状细胞贫血、血友病等疾病的诊断。

(7)胎儿心动图:妊娠18～20周,胎儿心动图能确切显示胎儿心脏结构和功能,可诊断胎儿先天性心脏畸形。

(8)磁共振成像:能从任何方向截面显示胎儿解剖病变。

(二)产前诊断

又称宫内诊断或出生前诊断,是指在胎儿出生前采用影像学、生物学、细胞遗传学及分子生物学等技术,了解胎儿在宫内发育情况,对先天性和遗传性疾病做出诊断。

1.产前诊断的指征

(1)孕妇年龄≥35岁。

(2)有过染色体异常几分娩史。

(3)夫妻双方之一有染色体异常,包括染色体平衡易位携带者,染色体结构重组、非整倍体和嵌合体等。

(4)生育过无脑儿、脑积水、脊柱裂、唇裂、腭裂、先天性心脏病患儿者。

(5)性连锁隐性遗传病基因携带者。

(6)夫妇一方有先天性代谢疾病或已生育过病儿的孕妇。

(7)在妊娠早期接受大剂量化学毒剂、辐射和严重病毒感染的孕妇。

(8)有遗传性疾病家族史或有近亲婚配史的孕妇。

（9）原因不明的流产、死产、畸胎和有新生儿死亡史的孕妇。

（10）本次妊娠羊水过多、疑有畸胎的孕妇。

2.产前诊断的疾病种类

（1）染色体病：包括染色体数目异常和结构异常。常染色体数目异常包括有 21-三体综合征、18-三体综合征和 13-三体综合征。性染色体数目异常常见有先天性卵巢发育不全症（45，XO）。常染色体结构异常以缺失、重复、倒位、易位较常见，包括有 Prader-Willi 综合征、Angelman 综合征和 Down 综合征。性染色体结构异常见于 Turner 综合征。

（2）性连锁遗传病：以 X 连锁隐性遗传病居多，如红绿色盲、血友病、无丙种球蛋白血症等。

（3）先天性代谢缺陷病：用羊水细胞可诊断先天性代谢缺陷病已达 80 余种，国内可诊断白痴病、黏多糖增多症等病。因目前对该类疾病无有效的治疗方法，故产前诊断是非常重要的预防措施。

（4）非染色体性先天畸形：通过孕妇血清及羊水甲胎蛋白检测及 B 型超声检查，一般可明确诊断。

3.产前诊断的方法

（1）观察胎儿的外形：利用 B 型超声、X 线、胎儿镜、磁共振等观察胎儿有无体表畸形。

（2）分析染色体核型：利用羊水、绒毛细胞或胎儿血细胞做培养，行染色体核型分析检测染色体病。

（3）检测基因：利用 DNA 分子杂交、限制性内切酶、聚合酶链反应技术检测 DNA。

（4）检测基因产物：利用羊水、羊水细胞、绒毛细胞或血液，进行蛋白质、酶和代谢产物检测，诊断胎儿神经管缺陷，先天性代谢疾病等。

第二章　正常分娩

第一节　分娩动因

分娩的动因目前尚不清楚,公认是多因素综合作用的结果。近年来,随着妊娠相分娩时子宫活动的机制及其调节的进一步研究,对分娩动因有了较深入的了解。

一、机械性作用

随妊娠进展,子宫容积和子宫张力、伸展度逐渐增加,至妊娠末期达到高峰。子宫内压增加对子宫下段和宫颈的机械扩张作用通过交感神经传入中枢神经,到达下丘脑,使神经垂体释放缩宫素,促进子宫收缩,引起分娩发动。子宫紧张度的增加还可致钙离子内移,从而引起子宫收缩。羊水过多、双胎等子宫过度膨胀常导致早产支持这一学说。但不能认为机械性作用是分娩发动的始发原因,因为母血中缩宫素是在产程发动之后,随产程的进展逐渐增加的。

二、内分泌的调节作用

1.雌激素和孕激素的作用

妊娠末期,雌激素受体增加,临产时约是非孕时的100倍。雌激素可促进前列腺合成,提高子宫平滑肌对缩宫素的敏感性。黄体酮有抑制子宫收缩作用,动物实验发现分娩发动前先有母血中黄体酮水平的下降,但在人类分娩的研究中未发现此现象。目前认为黄体酮的撤退是通过旁分泌系统在子宫局部起作用。

2.缩宫素的作用

缩宫素通过其受体参与分娩的发动。与受体结合后,启动细胞膜上的离子通道,使细胞内游离钙离子增加,诱发子宫收缩。妊娠晚期在雌激素作用下,缩宫素受体形成增加,提供了子宫收缩的物质基础。但缩宫素是在分娩发动后,随产程进展逐渐增加,因此,多数学者认为,缩宫素不是分娩发动的启动因子。

3.前列腺素的作用

前列腺素(PGs)对分娩发动起重要作用,不仅能诱导宫缩,还能促进宫颈成熟。妊娠子宫的蜕膜、绒毛膜、羊膜、胎盘及子宫肌层都能合成和释放PGs。因PGs进入血循环中迅即灭活,只能在合成组织中及其附近发挥作用,能够引起子宫收缩的PGs必定产生于子宫本身,可直接作用于子宫平滑肌细胞受体使子宫收缩。PGs和雌激素可以促进肌细胞间隙连接蛋白的合成,使肌细胞紧密接触,肌细胞间兴奋迅速传导,使子宫肌细胞产生统一协调的活动。这种间隙连接在妊娠末期迅速增加,是分娩发动的基础。但研究发现,分娩发动前母血中PGs没有特异性增高,不能认为是分娩的始动原因,而是维持分娩的重要因素。

4.内皮素的作用

妊娠晚期羊膜、羊水、胎膜、蜕膜及子宫肌层含有大量的内皮素(ET),直接在产生的组织局部对子宫平滑肌产生收缩作用,还能促进 PGs 合成,诱发分娩。

5.肾上腺皮质激素的作用

随妊娠进展,胎儿下丘脑-垂体-肾上腺轴逐渐建立,胎儿脑成熟后,ACTH 分泌增加并刺激胎儿肾上腺分泌皮质醇,皮质醇经胎儿胎盘单位合成雌激素,雌激素促进 PGs 的合成及释放,诱发宫缩。

三、宫颈成熟及子宫下段形成

妊娠后,由于雌激素、孕激素、前列腺素以及胎儿的生长发育及子宫收缩等作用,促进了子宫下段形成及宫颈的成熟。宫颈成熟的程度与临产的时间、产程的长短及分娩能否顺利进行密切相关。因此,宫颈和子宫下段在妊娠和分娩中不是一个被动部分,而宫颈的成熟和子宫下段的形成是分娩发动的必要条件。

四、神经介质理论

子宫受交感神经和副交感神经支配,交感神经能兴奋子宫肌层的 α-肾上腺能受体,促进子宫收缩。儿茶酚胺兴奋子宫的作用是通过 α-肾上腺能受体实现的。乙酰胆碱通过增加 Na^+ 的通透性而加强子宫收缩。推测分娩的发动可能与神经介质释放有关,但迄今尚无定论。

五、免疫学说

妊娠期胎儿不受排斥是由于母体存在免疫抑制。随妊娠进展,母体的免疫系统对胎儿的识别能力增强,即会表现出排斥反应,分娩也随之发生。在产程发动前的准备状态,胎盘、胎膜和蜕膜界面的免疫环境变化可能起重要作用。分娩前由于胎儿的成熟蜕膜被激活,含有大量花生四烯酸,合成 PGs 增加,血小板活化因子与细胞因子(IL-1、TNF-α、GM-CSF)都刺激 PGs 的合成与释放,参与分娩的发动。

第二节　影响分娩的因素

影响分娩的因素包括产力、产道、胎儿和精神心理因素。若各因素正常并相互适应,胎儿顺利经阴道自然娩出,为正常分娩。

一、产力

将胎儿及其附属物从子宫内排出的力量称为产力。产力包括子宫收缩力(简称宫缩),腹肌及膈肌收缩力和盆底肛提肌收缩力。

1.子宫收缩力

是临产后的主要产力,贯穿于整个分娩过程。临产后的宫缩使宫颈管变短、消失,宫口扩张,胎先露下降,胎儿及附属物娩出。临产后的正常宫缩的特点是节律性、对称性、极性和缩复作用。

(1)节律性:宫缩的节律性是临产的重要标志。正常宫缩是宫体部肌肉不随意的阵发性收缩。每次宫缩都是由弱至强(进行期),维持一段时间(极期),随后由强至弱(退行期),直至消失进入间歇期。宫缩如此反复进行,直至分娩结束。宫缩时,子宫肌壁和胎盘受压,血流量减少。间歇期子宫肌肉松弛,子宫肌壁和胎盘血流增加,恢复至原来水平。临产开始时宫缩持续约30s,间歇期5~6min,随着产程的进展,宫缩持续时间逐渐延长,宫内压力逐渐升高,间歇期逐渐缩短。

(2)对称性和极性:正常宫缩起自两侧子宫角,迅速沿子宫底中线扩散,左右对称,再以2cm/s的速度向子宫下段扩散,此为宫缩的对称性。宫缩的强度由宫底向下逐渐减弱,宫底部肌肉的收缩力最强、最持久,约为子宫下段的2倍,此为宫缩的极性。

(3)缩复作用:宫缩时,子宫体部肌纤维缩短变宽,间歇期肌纤维松弛,变长变窄,但不能恢复到原来的长度,反复收缩使肌纤维越来越短,此现象称为缩复作用。缩复使用使宫腔容积逐渐缩小,迫使胎先露下降,宫颈管消失及宫口扩张。

2.腹肌及膈肌收缩力

腹肌及膈肌收缩力(简称腹压)是第二产程时娩出胎儿的辅助力量。当宫口开全,先露下降至盆底时,前羊水囊和先露部压迫直肠,使产妇反射性引起排便动作,产妇屏气并向下用力,腹肌和膈肌收缩,腹腔压力增加,在第二产程末期迫使胎儿娩出,第三产程使胎盘娩出。如腹压运用不当或过早使用腹压,则易造成产妇疲劳和宫颈水肿,使产程延长造成难产。

3.肛提肌收缩力

肛提肌收缩力对胎先露部在盆腔的内旋转起重要作用。当胎头枕部露于耻骨弓下时,肛提肌收缩力能协助胎头仰伸及胎儿娩出。胎儿娩出后,胎盘降至阴道时,肛提肌的收缩有助于胎盘娩出。

二、产道

产道是胎儿娩出的通道,分骨产道和软产道两部分。

1.骨产道

骨产道指真骨盆,是产道的重要部分,其大小、形状与分娩关系密切。产科学将骨盆腔分为3个平面,即通常所称的骨盆平面。

(1)骨盆入口平面:指真假骨盆的交界面,呈横椭圆形。其前方为耻骨联合上缘,两侧为髂耻缘,后方为骶岬前缘,共有4条径线。

1)入口前后径:也称真结合径,指耻骨联合上缘中点至骶岬前缘正中间的距离,平均值约为11cm,其长短与分娩关系密切。

2)入口横径:指两侧髂耻缘间的最大距离,平均值约为13cm。

3)入口斜径:左右各一。左骶髂关节至右髂耻隆突间的距离为左斜径;右骶髂关节至左髂耻隆突间的距离为右斜径,平均值约为12.75cm。

(2)中骨盆平面:为骨盆的最窄平面,有重要的产科临床意义。其前方为耻骨联合下缘,两侧为坐骨棘,后方为骶骨下端。此平面特点是前后径长而横径短,呈椭圆形。有两条径线。

1)中骨盆前后径:指耻骨联合下缘中点通过两坐骨棘连线中点至骶骨下端间的距离,平均值约为 11.5cm。

2)中骨盆横径:也称坐骨棘间径,是指两坐骨棘间的距离,平均值约为 10cm。

(3)骨盆出口平面:骨盆出口平面不是一个真正的平面,而是由两个在不同平面的三角形组成。前三角平面顶端为耻骨联合下缘,两侧为耻骨降支;后三角平面顶端为骶尾关节,两侧为骶结节韧带,坐骨结节间径为两个三角共同的底。出口平面共有 4 条径线。

1)出口前后径:耻骨联合下缘至骶尾关节间的距离,平均值约为 11.5cm。

2)出口横径:也称坐骨结节间径,指两坐骨结节间的距离,平均值约为 9cm。是胎先露部通过骨盆出口的径线,此径线与分娩关系密切。

3)出口前矢状径:指耻骨联合下缘至坐骨结节间径中点间的距离,平均值约为 6cm。

4)出口后矢状径:指骶尾关节至坐骨结节间径中点间的距离,平均值约为 8.5cm。当出口横径稍短,而出口横径与后矢状径之和>15cm 时,一般大小胎儿可通过后三角区经阴道娩出。

(4)骨盆轴与骨盆倾斜度

1)骨盆轴:骨盆轴为连接骨盆各假想平面中点的曲线。此轴上段向下向后,中段向下,下段向下向前。分娩时,胎儿沿此轴娩出。

2)骨盆倾斜度:指妇女直立时,骨盆入口平面与地平面所成的角度,一般为 60°。若倾斜度过大,常影响胎头衔接。

2.软产道

软产道由子宫下段、子宫颈、阴道和骨盆底软组织组成。

(1)子宫下段的形成:子宫下段由子宫峡部形成。非孕时子宫峡部约 1cm,妊娠后子宫峡部逐渐伸展,于妊娠 12 周后逐渐扩张成为宫腔一部分,至妊娠末期形成子宫下段。临产后,子宫体部因缩复作用越来越厚,而子宫下段被牵拉扩张,越来越薄,长达 7~10cm。由于子宫上下段的肌壁厚薄不同,在子宫内面两者的交界处形成环状的隆起,称生理性缩复环。

(2)宫颈的变化:宫颈管消失和宫口扩张是临产后宫颈出现的变化。初产妇先有子宫颈管缩短、消失,然后宫口扩张。经产妇多是宫颈管消失与宫口扩张同时进行。在子宫体收缩的牵拉和前羊水囊楔形下压的作用下,子宫颈向上向外扩张,宫颈管逐渐变短直至消失。临产前宫颈管长 2~3cm,初产妇宫颈外口仅容一指尖,经产妇可容一指。随产程进展,宫口逐渐开大,宫口开全时直径约 10cm。

(3)阴道、骨盆底及会阴变化:前羊水囊及胎先露部将阴道逐渐撑开,破膜后胎先露部直接压迫骨盆底,软产道下段形成一个向前向上弯曲的筒状通道,前壁短而后壁长,阴道黏膜皱襞展开,阴道扩张加宽。肛提肌向下及两侧扩展,肌纤维拉长,使会阴体由 5cm 变成 2~4mm,以利胎儿通过。妊娠期阴道及骨盆底的结缔组织和纤维增生肥大、血管增粗、血运丰富。分娩时会阴体部承受压力大,如果会阴保护不当可造成裂伤。

三、胎儿

胎儿的大小、胎位和有无畸形是影响分娩的重要因素。胎头是胎儿最大、可塑性最小、最难通过骨盆的部分。当胎头过大致胎头径线增大时,尽管骨盆大小正常,可引起相对性头盆不称而造成难产。

1.胎儿大小

(1)胎头颅骨:由顶骨、额骨、颞骨各两块及枕骨一块构成。颅骨间缝隙称颅缝,两顶骨间为矢状缝,顶骨与额骨间为冠状缝,枕骨与顶骨间为人字缝。矢状缝与冠状缝的交汇处空隙较大,称大囟门(前囟门),呈菱形。矢状缝与人字缝交汇处空隙较小,称小囟门(后囟门),呈三角形。颅缝与囟门之间均有软组织遮盖,使骨板有一定的活动余地,故胎头有一定的可塑性,有利于分娩时胎头的娩出。

(2)胎头径线:①双顶径(BPD),为两侧顶骨隆突间的距离,妊娠足月时平均值约为9.3cm;②枕额径,为鼻根至枕骨隆突间的距离,胎头以此径线衔接,妊娠足月时平均值约为11.3cm;③枕下前囟径,又称小斜径,为前囟中央至枕骨隆突下方的距离,妊娠足月时平均值约为9.5cm;④枕颏径,又称大斜径,为颏骨下方中央至后囟顶部的距离,妊娠足月时平均值约为13.3cm,是胎头的最大径线。

(3)胎儿体重:胎儿过大不仅因胎头较大易发生头盆不称,而且可由于软组织和皮下脂肪多,致双肩径较大而发生肩难产。有学者建议用头围和腹围的周径与骨盆入口和中骨盆周径的关系来评价胎盘关系。

2.胎位

产道为一弯曲的纵行管道。当胎体的纵轴与骨盆轴一致时,容易通过产道。头先露是胎头先通过产道,较臀先露易娩出。臀先露时臀先娩出,软产道未充分扩张,后出胎头时颅骨变形的机会较少,易出现后出头困难。横产式时,胎体纵轴与骨盆轴垂直,足月活胎不能通过产道,只有转为纵产式方可经阴道娩出。

3.胎儿畸形

胎儿某一部分发育异常,如脑积水、连体胎儿等可以增加胎儿的径线,通过产道困难而致难产。

四、精神心理因素

分娩虽是生理现象,但对于产妇可产生精神心理上的应激。在分娩过程中,精神心理状态可以明显影响产力,进而影响产程进展。对疼痛的恐惧和分娩时的紧张会使机体产生一系列变化,导致宫缩乏力、宫口扩张缓慢、产程延长、产后大出血等。有研究表明有家人陪伴的产妇其第一、第二产程较没有家人陪伴者短,手术产机会也减少。在分娩过程中,应耐心安慰产妇,尽可能消除其不应有的焦虑和恐惧;使产妇掌握必要的呼吸和躯体放松技术;开展温馨病房和导乐式分娩,使产妇顺利度过分娩期。

第三节　枕先露的分娩机制

分娩机制是指在分娩过程中,胎先露部为适应骨盆各平面的不同形态,被动地进行一系列适应性转动,以其最小径线通过产道的全过程。分娩机制是一个连续的过程,每个动作之间并无明显的界限。现以临床最常见的枕左前位为例说明。

一、衔接

头双顶径进入骨盆入口平面,颅骨最低点接近或达到坐骨棘水平,称为衔接。胎头呈半俯屈状态,以枕额径衔接。由于枕额径大于骨盆入口前后径,胎头矢状缝落在骨盆入口的右斜径上,胎头枕骨位于骨盆入口左前方。两侧顶骨同时入盆,称之为均倾式入盆;如一侧顶骨先入盆,另一侧后入,则称之为不均倾式入盆。胎头衔接意味着无头盆不称。初产妇在预产期前1～2周衔接,如临产后仍未衔接,应高度警惕头盆不称。经产妇多在临产后衔接。

二、下降

胎头沿骨盆轴前进称为下降。下降贯穿于整个分娩过程,与其他动作同时进行。宫缩是下降的主要动力,因而胎头下降呈间歇性,宫缩时胎头下降,间歇时胎头稍退缩,这样可减少胎头与骨盆之间的相互挤压,对母婴有利。促使胎头下降的因素有:①宫缩时通过羊水传导,压力经胎轴传至胎头;②宫缩时宫底直接压迫胎臀;③宫缩时宫腔变长,胎体伸直伸长;④腹肌收缩腹压增加。初产妇因宫口开大较慢和软组织阻力较大,其胎头下降较经产妇慢。胎头下降的程度是判断产程进展的重要标志之一。

三、俯屈

当胎头下降至骨盆底时,遇到肛提肌阻力,处于半俯屈状态的胎头进一步俯屈,使胎头衔接时的枕额径变为最小的枕下前囟径,以适应产道,利于胎头继续下降。

四、内旋转

为适应中骨盆形态,胎头下降到骨盆底遇到阻力时,胎头枕部向右前旋转45°到达耻骨联合后面,使矢状缝与骨盆前后径相一致,称为内旋转。内旋转一般于第一产程末完成,也有在第二产程完成的。

五、仰伸

完成内旋转后,胎头已达阴道外口,宫缩和腹压继续迫使胎头下降,而肛提肌收缩力和盆底阻力又将胎头向前推进,二者的合力迫使胎头向上向前。当枕骨达耻骨联合下缘时,即以耻骨弓为支点,使胎头逐渐仰伸。胎头的顶、额、鼻、口、颏相继娩出。胎头仰伸时,胎儿双肩径沿左斜径进入骨盆入口。

六、复位和外旋转

胎头娩出时,胎儿双肩径沿骨盆入口左斜径下降。胎头娩出后,为使胎头与胎肩恢复正常关系,胎头枕部向左旋转45°,称为复位。胎肩继续下降,前肩向前向中线旋转45°,胎儿双肩径与骨盆出口前后径相一致,为保持胎儿头矢状缝与胎儿双肩径的垂直关系,胎头枕部需在外继续向左旋转 45°,称外旋转。

七、胎儿娩出

胎头完成外旋转后,胎儿前(右)肩在耻骨弓下娩出,随即后肩娩出。胎体及胎儿下肢随之顺利娩出。至此,分娩过程全部完成。

第四节 分娩的临床经过及处理

一、先兆临产及临产的诊断

1.先兆临产

分娩前,产妇可能出现一些症状预示不久将临产,称为先兆临产。

(1)胎儿下降感:由于胎儿先露部下降进入骨盆入口以及羊水量减少,造成子宫底下降,对膈肌的压力降低,孕妇自觉上腹部较前舒适,食欲改善,呼吸轻快。因胎头下降压迫膀胱,常有尿频症状。

(2)假临产:又称假阵缩。在整个妊娠过程中,子宫一直有不规律地收缩,随妊娠进展,不规律收缩的频率增加,分娩发动前,子宫肌层敏感性增强,逐渐被产妇感知。其特点是宫缩频率不一致,持续时间短,强度不增加,常在夜间出现而于清晨消失。假阵缩只引起下腹部轻微胀痛,不伴有宫颈管缩短和宫口扩张,可被镇静药缓解。假阵缩有助于宫颈的成熟,但过频干扰产妇的休息。

(3)见红:分娩发动前 24～48h,宫颈内口附近的胎膜与子宫壁分离,毛细血管破裂出血,与宫颈管内的黏液相混排出,称见红,是分娩即将开始的可靠征象。若阴道流血量较多,超过平时月经量,应考虑是否有妊娠晚期出血,如前置胎盘、胎盘早剥等。

2.临产的诊断

临产开始的标志是出现规律且逐渐增强的子宫收缩,同时伴有进行性宫颈管消失、宫口扩张和先露下降。规律宫缩一般以每 10 分钟 1～2 次,每次持续 30s 以上为准。

二、总产程及产程分期

总产程即分娩全过程,指从开始出现规律宫缩至胎儿胎盘娩出。初产妇的总产程不应超过 24h。临床分为三期。

第一产程:又称宫颈扩张期,指从出现规律宫缩至宫口开全。初产妇宫颈较紧,宫口扩张较慢,需 11～12h;经产妇宫颈较松,宫口扩张较快,需 6～8h。

第二产程:又称胎儿娩出期,指从宫口开全至胎儿娩出。初产妇需 1～2h,不应超过 2h;经产妇通常数分钟即可完成,也有长达 th 者。

第三产程:又称胎盘娩出期,指从胎儿娩出至胎盘娩出。一般需 5～15min,不超过 30min。

三、第一产程的临床经过及处理

1.临床表现

(1)规律宫缩:产程开始时,宫缩持续时间较短(约 30s)且弱,间歇期较长(5～6min)。随产程进展,宫缩持续时间渐长(50～60s)且强度增加,间歇期渐短(2～3min)。宫口近开全时,宫缩可持续达 1min 或以上,间歇时间仅 1～2min。

(2)宫口扩张:随着宫缩逐渐增强,宫颈管逐渐缩短直至消失,宫颈口逐渐扩张。潜伏期宫口开大较慢,进入活跃期则明显加快。宫缩乏力、头盆不称等均可影响宫口扩张。宫口开全后,子宫下段及阴道形成宽阔管道。临床上通过肛查或阴道检查确定宫口扩张程度。

(3)胎头下降:胎头下降的程度以胎头颅骨的最低点与骨盆坐骨棘平面的关系为标志。胎头颅骨最低点达坐骨棘水平以"0"表示;坐骨棘水平以上以"－"表示;以下以"＋"表示。胎头下降程度可通过肛查或阴道检查判断,是决定能否经阴道分娩的重要观察指标。

(4)胎膜破裂:胎先露部前面的羊水称为前羊水,约 100ml,其形成的囊称为前羊水囊(胎胞)。随产程进展,当囊内压力达到一定程度时,胎膜即可破裂,称为破膜。破膜多发生在宫口近开全或开全时。

2.产程监护及处理

第一产程的主要工作是严密观察产程,发现异常及时处理和做好接生准备。

(1)宫缩的监护:可通过触诊法或胎儿监护仪观察宫缩。触诊法是助产人员一手手掌放于产妇腹壁上,观察并记录宫缩的频率、持续时间和强度。每次至少观察 3～5 次宫缩,每隔 1～2h 观察 1 次。监护仪有内监护和外监护两种,内监护方法复杂,且需宫内操作,有感染可能,临床很少应用,以外监护常用。外监护可直接描记宫缩曲线,观察宫缩持续时间、强度及间歇时间。外监护记录的宫缩强度不完全代表真正的宫内压力。

(2)胎心的监护:临产后特别注意胎心变化,潜伏期每小时检测 1 次,活跃期 15～30min 检测 1 次。可用听诊法或胎心监护仪观察胎心。观察胎心时,应注意胎心的频率、宫缩后胎心频率的变化及恢复的速度等。听诊法听胎心每次至少 1min,胎儿监护仪每次至少记录 20min,正常心率为 120～160 次/分。第一产程后半期,宫缩时胎头受压,致胎儿脑血流量一过性减少,胎儿脑一过性缺氧,可出现胎心率减慢,但不应少于 100 次/分,宫缩后迅即恢复。若宫缩后出现胎心率减慢且不能迅速恢复、胎心率<120 次/分或>160 次/分,均提示胎儿缺氧,立即给予左侧卧位,吸氧等处理,并积极寻找原因。

(3)宫口扩张及胎头下降:为了细致观察产程,发现异常能及时处理,临床上多采用产程图观察宫口扩张程度、胎头下降程度、胎心率。

产程图横坐标为临产时间(小时),纵坐标左侧为宫口扩张程度(cm),右侧为先露下降程度(cm),画出宫口扩张曲线和胎头下降曲线,使产程变化一目了然,指导产程处理。

第一产程分为潜伏期和活跃期。潜伏期指从临产开始到宫口开大 3cm,此期宫口扩张速度较慢,约需 8h,最大时限为 16h,超过 16h 为潜伏期延长。活跃期指从宫口开大 3cm 到开全(10cm)。此期间扩张速度明显加快,约需 4h,最大时限为 8h,超过 8h 为活跃期延长。活跃期又分为加速期、最大加速期及减速期。加速期指宫口从 3cm 扩张至 4cm,约需 1.5h;最大加速期指宫口从 4cm 扩张至 9cm,约需 2h;减速期指宫口从 9cm 扩张至 10cm,约需 30min。

宫口扩张程度和胎头下降程度是产程进展的重要标志和指导产程处理的主要依据,可通过肛门检查或阴道检查判断。

1)肛门检查:肛查能了解宫颈管消退程度、宫颈软硬度、厚薄、宫口扩张程度、先露高低、是否破膜及骨盆腔大小等。应适时在宫缩时进行,次数不应过多,第一产程初期,每 4 小时查一次,经产妇或宫缩过频者间隔时间应缩短。肛门检查方法:产妇仰卧,两腿屈曲分开。检查者站在产妇右侧,检查前用消毒纸巾遮盖阴道口避免粪便污染阴道。右手戴手套,食指蘸肥皂水轻轻伸入直肠内,拇指伸直,其余各指屈曲以利食指深入。检查者在直肠内的食指向后触及尾骨尖端,了解其活动度。再查两侧坐骨棘是否突出并确定胎头高低,然后表食指掌侧探查子宫颈口,摸清其四周边缘,估计宫口扩张大小。当宫口近开全时,仅能在一侧或两侧摸到一个窄边。当宫口开全时,则摸不到宫口边缘。未破膜者在胎头前方可触到有弹性的胎胞,已破膜者则能直接触到胎头,若无胎头水肿,还能扪清颅缝及囟门的位置,有助于确定胎位。若触及有血管搏动的索状物,应高度警惕脐带先露、脐带脱垂,需及时处理。

2)阴道检查:适用于肛查先露部不明、宫口扩张及胎头下降程度不明、疑有脐带脱垂或头盆不称者。应在严格消毒下进行。阴道检查能直接摸清胎头,能确定胎位、宫口扩张程度。

(4)破膜和羊水的观察:破膜时应立即听胎心,观察羊水性状、颜色及流出量,并记录破膜时间。胎头仍浮动未入盆者应卧床防止脐带脱垂。目前羊水粪染与胎儿宫内窘迫的关系还有争论,对羊水粪染者应进行具体分析,综合胎心率、羊水量等因素考虑。对羊水粪污染者既不要过高估计其严重性,亦不能掉以轻心,应加强监护。

(5)一般处理

1)精神安慰:产妇的精神心理因素对分娩有重要影响,应尽可能安慰产妇,消除其焦虑和恐惧心理。

2)测量血压:因宫缩时血压升高 5~10mmHg,应在间歇期测量。每隔 4~6 小时测量一次,若发现血压升高,应增加测量次数,并给予相应处理。

3)饮食:鼓励产妇少量多次进食,吃高热量易消化食物,并摄入足够水分,保证充沛体力。

4)活动与休息:若胎膜未破,产妇可适当在室内活动,以加速产程进展。若经产妇宫口开大 4cm 或初产妇宫口近开全时,应左侧卧位。

5)排尿与排便:鼓励产妇每 2~4 小时排尿 1 次,以免膀胱充盈影响宫缩及胎头下降。初产妇宫口扩张<4cm,经产妇<2cm 时可行温肥皂水灌肠,加速产程进展。但胎膜早破、阴道流血、头盆不称等情况不宜灌肠。

(6)做好接生准备:剃去阴毛后,产妇仰卧于产床上,两腿屈曲分开,在臀下放一便盆。用肥皂水按大阴唇→阴阜→两侧大腿内侧上 1/3→会阴及肛门周围的顺序冲洗,然后用苯扎溴铵(新洁尔灭)再按前述顺序消毒一次。取出便盆。接生人员按无菌操作常规洗手,穿手术衣,戴无菌手套,铺好消毒巾,为接生做准备。

四、第二产程的临床经过及处理

1.临床表现

宫口开全后,胎膜多已破裂,胎头降至盆底并压迫直肠,产妇有排便感,不由自主向下屏气。会阴膨隆变薄,胎头子宫缩时露出阴道口,间歇时又缩回至阴道内,称为胎头拔露。当胎头双顶径越过骨盆出口,宫缩间歇期胎头也不回缩,称为胎头着冠。随产程进展,胎头娩出,随后胎肩、胎体娩出,后羊水流出。

2.产程观察及处理

(1)密切监测胎心:此期宫缩频而强,需严密观察胎心,每5～10分钟听一次胎心。若发现胎心有异常,需立即结束分娩。

(2)指导产妇用力:宫口开全后,指导产妇正确屏气用力,增加腹压加快产程。产妇两脚蹬在产床上,两手握住扶手,宫缩时先深吸气屏住,然后如解大便样向下屏气用力,宫缩间歇时全身放松。重复上述动作,直至胎儿娩出。

(3)接生:接生要领是保护会阴,协助胎头俯屈,使胎头子宫缩间歇期缓慢通过阴道口,胎肩娩出时也要注意保护好会阴。

1)保护会阴:接产者站在产妇右侧,胎头拔露致会阴后联合紧张时,应开始保护会阴。右肘支在产床上,右手拇指与其他四指分开,用手掌大鱼际肌顶住会阴部。宫缩时,向上内方托压,同时左手轻轻下压胎头枕部,协助胎头俯屈,宫缩间歇期放松,以免压迫过久引起会阴水肿。胎头着冠后,右手也不能放松。当胎头枕部在耻骨弓下露出时,左手协助胎头仰伸,嘱产妇张口哈气,让产妇在宫缩间歇期向下屏气,使胎头缓慢娩出。胎头娩出,若有脐绕颈但较松时,可将脐带顺胎肩方向或从胎头方向滑下。若绕颈较紧,可先用两把止血钳将脐带夹住,在两钳间剪断脐带。胎头娩出后,左手应自鼻根向下颌挤压,将口鼻内黏液和羊水挤出。此时胎头自然复位,协助胎头外旋转,使胎儿前肩位于耻骨联合下,接产者向下按压胎儿颈部,使前肩自耻骨联合下方娩出,继之再脱胎颈向上,使后肩自会阴前缘娩出,至此右手方可离开。最后双手协助胎体及下肢娩出。

2)会阴切开:会阴过紧或胎儿过大,估计分娩时不可避免造成会阴撕裂,应行会阴切开术。包括会阴后-斜切术和会阴正中切开术。会阴后-斜切开术:麻醉生效后,子宫缩时以左手中、食指伸入阴道内,撑起左侧阴道壁,右手用钝头直剪自会阴后联合中线向左侧45°方向切开会阴,一般长度为4～5cm,会阴高度膨隆时应为60°～70°。会阴正中切开术:子宫缩时沿会阴后联合中线垂直切开,长约2cm,切口易自然延长撕裂肛门括约肌。会阴切开的时间、方式和程度应视具体情况而定。

(4)新生儿的处理

1)清理呼吸道:胎儿娩出后,及时用吸痰管清除新生儿鼻腔和口腔中残余的羊水和黏液,以免发生吸入性肺炎。呼吸道通畅后新生儿大声啼哭,若呼吸道已清理而新生儿仍无哭声,可轻拍足底或背部。

2)处理脐带:经典的处理方法是,先距脐带根部0.5cm处用无菌丝线结扎一次,然后在其外方 1cm 处再结扎一次,最后在第二道结扎线外方约 0.5cm 处用消毒剪刀剪断脐带,断端用碘酒和乙醇消毒,并用无菌纱布包扎。现在多用气门芯代替丝线结扎,断端的处理改用 15%～20% 的高锰酸钾溶液,处理后不用包扎,脐带脱落快且感染率低。

3)Apgar 评分:根据新生儿的心率、呼吸、肌张力、反射和皮肤颜色进行评分,以判断新生儿有无窒息及窒息的严重程度。每项指标 0～2 分,总分 10 分,4～7 分为轻度窒息,处理不当可转为重度窒息。0～3 分为重度窒息,需紧急抢救,气管插管给氧、用药等。生后 1min 的 Apgar 评分主要反映新生儿的酸碱平衡情况,产后 5"min 的 Apgar 评分与预后关系密切,Apgar 评分越低,其预后越差。Apgar 评分指标中心率和呼吸最重要,临床恶化顺序为皮肤颜色→呼吸→肌张力→反射→心率。

4)新生儿的一般处理:新生儿断脐后用氯霉素眼药水滴眼。擦净足底,打新生儿足印和母亲指印于新生儿病历上。系以标明新生儿性别、体重、出生时间、母亲姓名和床号的手腕带。

五、第三产程的临床经过及处理

1.临床表现

胎儿娩出后,宫底降至脐下 1～2cm。数分钟后宫底上升并可有少量阴道流血,这是由于胎盘与子宫壁发生错位而剥离,剥离后的胎盘降至子宫下段,子宫体被推向上方之故。此时可见到脐带向外延伸,并且用手在耻骨联合上方压子宫时,脐带不再回缩。

胎盘娩出有母面娩出式和子面娩出式两种方式。子面娩出方式又称 Schultz 娩出式。胎盘从中央开始剥离,随后胎盘周边相继剥离,胎盘胎儿面先露出阴道口。其特点是胎盘先剥离,后见少量阴道流血。此种方式多见。母面娩出方式又称 Duncan 娩出式,胎盘从边缘开始剥离,然后波及整个胎盘,胎盘的母体面先露出阴道口,其特点是先有较多阴道流血,胎盘后排出。此种方式少见。

2.处理

(1)协助胎盘娩出:当确认胎盘已完全剥离后,在产妇臀下放一无菌弯盘,以左手握住宫底并按压,右手牵引脐带,当胎盘娩出至阴道口时,接生者双手握住胎盘,顺一个方向旋转并缓慢向外牵拉,协助胎盘胎膜完整娩出。切忌在胎盘尚未完全剥离前,按揉或牵拉脐带,以免引起胎盘部分剥离出血或拉断脐带。胎盘娩出后,按摩子宫减少出血量,同时观察出血量。

如胎盘未完全剥离而阴道出血多,其常见原因为子宫收缩乏力和胎盘粘连。收缩乏力表现为子宫收缩欠佳,子宫软,可按摩子宫或注射缩宫素刺激子宫收缩。若牵引脐带阻力较大时,应警惕胎盘粘连,可徒手剥离胎盘。方法是术者更换手术衣及手套,外阴再次消毒后,将手指并拢呈圆锥状进入宫腔,找到胎盘剥离边缘,掌面朝向胎盘母体面,将胎盘自宫壁逐渐分离,另手在腹壁按宫底。若找不到剥离面不能分离,不可强行剥离,可能是植入性胎盘。

(2)检查胎盘胎膜:胎盘胎膜娩出后,应立即检查胎盘、胎膜是否完整,脐带附着位置,有无副胎盘等。将胎盘铺平,检查胎盘小叶有无缺损,然后将胎盘提起,检查胎膜是否完整,胎盘边缘有无血管断裂等及时发现副胎盘。若有副胎盘、部分胎盘或胎膜残留时,应在无菌条件下伸手入宫腔取出残留组织。

（3）检查软产道：胎盘娩出后应仔细检查宫颈、阴道、外阴有无裂伤。会阴裂伤分为三度：裂伤部位限于会阴后联合、会阴皮肤和阴道黏膜为Ⅰ度会阴裂伤；除上述裂伤部位外，还有会阴体肌肉的损伤为Ⅱ度会阴裂伤；裂伤部位已达肛门括约肌甚至伤及直肠为Ⅲ度会阴裂伤。发现软产道损伤，应立即缝合，缝合后消毒外阴，并敷以乙醇纱布。

（4）预防产后出血：分娩结束后，正确估计出血量，正常分娩出血量不应超过300ml。有人主张产后常规使用宫缩药，实属不必要，因为大多数产妇分娩后宫缩良好。若过去有产后出血史或易出现宫缩乏力者（如多产、多胎、羊水过多等），可于胎儿前肩娩出时静脉注射10U缩宫素，也可于胎儿娩出后立即经脐静脉快速注入含10U缩宫素的生理盐水20ml，促使胎盘迅速剥离。若胎儿娩出30min后，胎盘仍未排出，出血不多时，静注缩宫素后仍不能使胎盘排出时，再行手取胎盘术。若产后大出血是因胎盘或胎膜残留引起，则应立即行清宫术。麦角类制剂因有抑制泌乳作用，故应慎用。

第三章　正常产褥

从胎盘娩出后至产妇除乳腺外全身各器官恢复或接近正常未孕状态的一段时间,称为产褥期,一般为6周。

【临床表现】

(1)阴道有恶露排出,产后3～5日内为血性,以后呈浆液性,2周后变为白色恶露。恶露有血腥味、无臭味。

(2)产后1～2日可有子宫阵发性收缩所致的产后痛,持续2～3日自然消失。

(3)排汗增多,尤其睡眠和初醒时更明显,称为褥汗。产后1周左右自行好转。

(4)产后24小时内体温可略升高,一般不超过38℃。脉搏在1周内可略缓慢,50～60次/分,呼吸深慢,10～16次/分。

(5)腹部扪及圆而硬的子宫,子宫底从平脐处每日下降1～2cm,至产后10日腹部扪及不到。

【处理原则】

1.下地活动

经阴道自然分娩产妇,应于产后6～12小时内起床稍事活动,于产后第2日可在室内随意走动和做产后健身操。剖宫产分娩的产妇,可推迟至产后第2日下地活动。尽早适当活动及做产后健身操,有助于机体恢复,避免或减少静脉栓塞的发生。

2.饮食

产后建议少食多餐,可进流质或清淡半流质饮食,以后可进普通饮食。食物应富营养,有足够热量和水分。

3.小便与大便

鼓励产妇尽早排尿,自然分娩应在4小时内排尿,如有排尿困难可用温开水冲洗外阴或听流水声等诱导排尿。也可采用针刺关元、气海、三阴交及阴陵泉,或肌内注射甲基硫酸新斯的明1mg等方法,促进排尿。上述方法无效时留置导尿管2～3日,并给予抗生素预防感染。便秘时口服缓泻剂,或开塞露塞肛或肥皂水灌肠。

4.观察子宫复旧及恶露

测宫底高度时应排空膀胱。产后子宫收缩痛严重时可服用止痛药物。子宫复旧不良时给予子宫收缩剂。恶露有臭味者应给予抗生素,口服或肌内注射。

5.会阴处理

保持会阴干燥清洁,会阴部有缝线者每天擦洗消毒2次,侧切伤口较深缝线较多者便后擦洗,于产后3～5日拆线,伤口如有红肿及时理疗或局部封闭,有感染时可提前拆线或行扩创术。

6.母婴同室及母乳喂养

产后 30 分钟内给新生儿吸吮乳头,指导正确哺乳姿势及按需哺乳。产妇乳量不足时可:①多吃汤汁食物;②针刺外关、合谷穴;③灸膻中、乳根、少泽穴;④中药当归 12g,通草 2g,穿山甲 12g,王不留行 12g,木馒头 6g 煎汤服,每日一剂。产妇胀奶时,他人协助轻轻揉开乳房内硬块,然后用吸奶器或奶泵吸出足够的乳汁,使乳窦变软,进行频繁和有效的喂哺。如有乳头破裂不必停止哺乳但应纠正哺乳姿势,哺乳后挤出少许乳汁涂在乳头和乳晕上,短暂暴露和干燥乳头帮助乳头皮肤愈合。

7.回奶

婴儿患有先天性代谢病(半乳糖血症、苯丙酮尿症、枫乳糖尿症)或产妇患有严重疾病不可母乳喂养时用下列方法回奶:①芒硝 250g 打碎,用纱布包裹后置乳房外敷;②维生素 B_6 200mg,1 日 3 次,口服 5～7 天;③生麦芽每日 60～90g 煎服代茶,连服 3～5 天;④溴隐亭(2)5mg,1～2 次/日,共用 2 周。

8.其他

告知产妇产褥期内禁性交,产后 42 天内可有排卵,哺乳者应以器具避孕为首选。不哺乳者可以选用药物避孕。

产妇应于产后 42 天去分娩医院做健康检查。测血压,必要时检查血、尿常规,了解哺乳情况,并行妇科检查,观察盆腔内生殖器是否恢复正常。婴儿应测身高、体重,全面检查发育及营养情况。

第四章　病理妊娠

第一节　流　产

妊娠不足 28 周、体重不足 1000g 而终止妊娠者称为流产。妊娠 12 周末前终止者称早期流产,妊娠 13 周至不足 28 周终止者称为晚期流产。

因自然因素导致的流产称为自然流产。自然流产率占全部妊娠的 10%~15%,其中 80% 以上为早期流产。按流产发展的不同阶段又可分为四种临床类型,分别为先兆流产、难免流产、不全流产和完全流产。此外,尚有 3 种特殊情况包括:稽留流产,即指宫内胚胎或胎儿死亡后未及时排出者;习惯性流产指连续自然流产 3 次或 3 次以上者;以及流产合并感染。

【诊断与鉴别诊断】

(一)临床依据

1.先兆流产

病史停经后阴道少量流血,伴或不伴下腹痛或腰骶部胀痛,体格检查阴道及宫颈口可见少量血液,宫颈口未开,无妊娠物排出,子宫大小与停经时间相符。辅助检查血、尿 hCG 升高,B 超显示宫内见妊娠囊。

2.难免流产

在先兆流产基础上阴道流血增多,腹痛加剧,或阴道流液胎膜破裂。体格检查阴道内多量血液,有时宫颈口已扩张,见部分妊娠物堵塞宫口,子宫大小与停经时间相符或小。辅助检查血 hCG、孕激素不升或降低,B 超显示宫内可见妊娠囊,但无胚胎及心管搏动。

3.不全流产

难免流产发生部分妊娠物排出宫腔或胚胎(胎儿)排出宫腔后嵌顿于宫颈口。影响子宫收缩而大量出血。因此,病史阴道大量流血,伴腹痛,甚至休克。体格检查阴道可见大量血液及宫颈管持续血液流出,宫颈口有妊娠物堵塞,子宫小于停经时间。

4.完全流产

有流产症状,妊娠物已排出。病史阴道流血减少并逐渐停止,体格检查阴道及宫颈口可见少量血液,宫颈口闭合,子宫大小接近正常。辅助检查血、尿 hCG 明显降低,B 超显示宫内无妊娠物。

5.稽留流产

先有早孕症状后减轻,有或无先兆流产的症状。体格检查子宫大小比停经时间小。辅助检查血 hCG、孕激素降低,B 超显示宫内可见妊娠囊,但无胚胎及心管搏动。

6.习惯性流产

指连续自然流产 3 次或 3 次以上者。临床经过同一般流产。

7.流产合并感染

病史常发生于不全流产或不洁流产时,有下腹痛、阴道恶臭分泌物,可有发热。体格检查阴道、宫颈口可有脓性分泌物,宫颈摇摆痛,子宫压痛。严重时引发盆腔腹膜炎、败血症及感染性休克。辅助检查:血常规显示白细胞增高,C 反应蛋白高等感染指标上升。

（二）检查项目及意义

（1）B 超:测定妊娠囊的大小、形态、胎心搏动,可辅助诊断流产类型及鉴别诊断。

（2）血 hCG 水平:连续测定血 β-hCG 水平的动态变化,有助于妊娠的诊断和预后判断。

（3）血常规、血凝等。

（4）其他相关性检查

1）孕激素的连续监测也有助于判断妊娠预后。

2）针对流产合并感染应行红细胞沉降率、CRP、宫腔分泌物培养等相关检查。

3）稽留流产患者应行凝血功能检测。

4）习惯性流产患者应行夫妇双方染色体核型、TORCH、甲状腺功能检测等相关检查。

（三）诊断思路和原则

1.病史

停经史;早孕反应及出现时间;阴道流血量和时间;腹痛部位及性状;有无组织物排出;阴道分泌物有无异味;有无发热、晕厥等表现;既往病史(内分泌疾病史、流产史、生殖器官疾病或手术史)等。

2.体格检查

生命体征;有无贫血和急性感染征象;妇科检查。

3.辅助检查

（1）B 超:测定妊娠囊的大小、形态、胎心搏动,可辅助诊断流产类型及鉴别诊断。

（2）血 hCG 水平:连续测定血 β-hCG 水平的动态变化,有助于妊娠的诊断和预后判断。

（3）血常规、血凝等。

（4）其他相关性检查:①孕激素的连续监测也有助于判断妊娠预后;②针对流产合并感染应行红细胞沉降率、CRP、宫腔分泌物培养等相关检查;③稽留流产患者应行凝血功能检测;④习惯性流产患者应行夫妇双方染色体核型、TORCH、甲状腺功能检测等相关检查。

【治疗方案及选择】

（一）先兆流产

1.一般处理

嘱患者卧床休息、严禁性生活,保持足够的营养供应及情绪稳定,同时予心理治疗。

2.药物治疗

（1）黄体功能不足者可予黄体酮 20～40mg 肌内注射,每日一次。

(2)在 IVF-ET 患者出现早期流产征象时也可同时加用 hCG。

(3)维生素 E 对黄体功能不足也有一定治疗作用。

(4)甲状腺功能低下者可口服小剂量甲状腺素。

(二)难免流产

一旦确诊,应及时行清宫术排出胚胎及胎盘组织,刮出物送病理学检查。

(三)不全流产

在输液、输血同时立即行刮宫术或钳刮术,并给予抗生素预防感染。

(四)完全流产

行 B 超检查,如无感染,可不予特殊处理。

(五)稽留流产

(1)行凝血功能检测:如有异常,予纠正后再行清宫术。

(2)因稽留流产时胎盘组织常与子宫壁致密粘连,清宫前应予口服倍美力片 0.625mg,每次 5 片,每日 3 次,以期提高子宫肌对缩宫素的敏感性。

(3)手术中应行 B 超监测。

(4)如粘连致密、手术操作困难,为避免子宫穿孔等并发症,不可强求一次清宫彻底,必要时可 5~7d 行二次清宫术或行宫腔镜下电切割术。

(5)中期妊娠稽留流产也可考虑行 B 超引导下利凡诺尔羊膜腔内注射引产,继行清宫术。

(6)手术前给予米索可有助于软化宫颈及促进子宫收缩。

(7)术后应给予人工周期药物以促进子宫内膜修复。

(六)习惯性流产

1.病因检查

反复自然流产患者妊娠前应做的相关检查。

(1)女性生殖器:应做详细的妇科检查,注意有无子宫内口松弛、陈旧性裂伤、子宫轮廓是否规整、有无子宫发育不良、子宫畸形、子宫肌瘤、附件肿瘤等;疑有宫腔异常者,可行超声、HSG、诊断性刮宫或宫腔镜等相关检查,排除子宫纵隔、宫腔息肉、黏膜下肌瘤、宫腔粘连等,并取子宫内膜组织送病理学检查;宫颈内口功能不全借助于宫颈内口探查术或 HSG 多可明确诊断;疑有子宫畸形不能确定者可行腹腔镜检查。

(2)内分泌功能检测:BBT、激素水平测定、超声监测卵泡发育和排卵的情况、经前子宫内膜组织活检、宫颈黏液检查、阴道脱落细胞学检查等;此外,还应行甲状腺功能的检测,有糖尿病史者尚需行空腹血糖和(或)OGTT。

(3)染色体检查:检测夫妇双方的染色体核型,如有可能,同时行流产清宫刮出物或排出物的染色体核型检测。

(4)免疫学检查:夫妇双方的血型[如女方为 O 型而男方为非 O 型,则需测定抗 A 抗体和(或)抗 B 抗体];检测夫妇血液中抗精子抗体;HLA 位点抗原;混合淋巴细胞试验(MLK)等。

(5)Torch 全套检查:弓形虫、支原体检测;病毒学检测:单纯疱疹病毒Ⅱ(HSV-Ⅱ)、风疹病毒(RUV)、巨细胞病毒(CMV)。

（6）精液检测：排除母体严重营养不良、过度吸烟饮酒等不良嗜好以及不良环境因素如长期接触有毒化学物质或放射线等。

2.治疗

（1）对症处理：①对有宫颈内口松弛者于停经 14～16 周行宫颈内口环扎术；②积极处理子宫纵隔、子宫肌瘤、宫腔息肉、宫腔粘连等相关疾病。

（2）药物治疗：习惯性流产患者确诊妊娠后，可常规注射 hCG 3000～5000U，隔日一次，直至妊娠 8 周后停止。

（3）免疫治疗：①有学者对不明原因的习惯性流产患者行主动免疫治疗；②女方抗精子抗体滴度达 1：32 或更高者，应行避孕套避孕 3～6 个月，以避免抗精子抗体继续产生，如抗体滴度持续不下降，可采用免疫抑制药如小剂量泼尼松片治疗；③男方抗精子抗体滴度达 1：32 或更高者也应采用免疫抑制治疗。

3.流产合并感染

（1）应以迅速控制感染和尽快清除宫腔内感染组织为目的。

（2）宜据病情严重程度及辅助检查选择合适的抗生素，并尽早施行清宫手术，手术前应先给予抗生素并使血中药物浓度达到有效水平。

（3）在以上治疗的同时，积极予以支持治疗以改善患者的一般情况、增强抵抗力和提高患者对手术的耐受能力。

【病情与疗效评价】

（1）流产类型不同，临床表现也不同。详细的病史是病情判断的关键。

（2）生命体征、阴道流血量，以及妇科检查。

（3）动态妊娠试验和 B 型超声检查。

（4）血常规、血凝、CRP、血生化等实验室检查。

先兆流产经治疗后如阴道流血等症状未加重，一般一周一次评价疗效，复查血 hCG 和 B 超。直到症状消失，B 超提示胎儿存活，表示可继续妊娠。如症状加重，B 超提示胚胎发育不良，血 hCG 不升或下降，表明流产不可避免，应及时终止妊娠。

难免流产术后两周内如仍有阴道流血，需行 B 超检查了解有无妊娠物残留。手术后如月经有异常或停经者要告知及时检查。警惕宫腔粘连。

【医疗文件书写要点】

要充分体现病人的知情权。在流产的药物治疗或手术治疗后夫妇需要同等的心理支持。

第二节　早　产

　　早产是指从末次月经第一日开始计算,妊娠满 28 周而不足 37 周分娩者。此期间分娩的新生儿为早产儿。早产儿与低出生体重儿不同,早产儿取决于孕龄,低出生体重儿取决于出生时体重。低出生体重儿分为三个等级:低出生体重儿≤2500g;极低体重儿≤1500g;超低体重儿(ELBW)≤1000g,新生儿的孕龄与体重之间的关系十分重要,凡出生时体重低于同龄儿的第百分之十位数(10th%)者称为小于孕龄儿(SGA)。低体重儿、小于孕龄儿与早产有一定关系,临床上应予重视。早产的发生率为 5%~15%,是新生儿死亡的首位原因,比足月儿死亡率高 11~16 倍。

一、病因

　　近年来对早产的病因学研究取得了较大的进展,但仍有部分患者发生早产的原因不明确。

1.感染

　　绒毛膜羊膜感染是早产的重要原因,感染的来源是宫颈及阴道的微生物,部分来自宫内感染。其病原菌包括需氧菌及厌氧菌、沙眼衣原体、支原体等。不少报告认为在需氧菌中 β 链球菌及厌氧菌中的类杆菌是导致感染的常见菌种。支原体中解脲支原体是常见的病原体。近年来关于感染和发生早产之间的机制研究较多,由于对各种细胞活性因子的不断发现,不少学者通过各种白细胞介素(IL)及肿瘤坏死因子(TNF)来研究感染对胎膜、蜕膜的作用。其作用机制为细菌的内毒素在羊水中可以激活各种细胞活性因子的释放,同时促使前列腺素合成的增加,前列腺素增加导致子宫收缩。母亲全身性感染如流行性感冒、风疹、急性尿路感染均可导致早产。

2.胎膜早破

　　破膜后羊水流出,宫腔内压力降低,诱发宫缩而导致早产。感染是导致胎膜早破的重要因素。宫颈及阴道穹隆部的微生物可以产生蛋白水解酶,水解宫颈口附近胎膜的细胞外物质,使组织张力强度降低,胶原纤维Ⅲ减少,膜的脆性增加。细菌产生的内毒素也有诱导产生前列腺素(PG)的作用,PG 的增加导致子宫收缩,在宫内压力增强、局部张力强度降低及脆性增加的情况下,可以发生胎膜早破。早产常与胎膜早破合并存在,胎膜早破常使早产不可避免。随着破膜时间的增长,原已存在的感染或破膜后的上升性感染可导致绒毛膜羊膜炎,胎儿发生感染的可能也随之增加。

3.子宫颈功能不全

　　子宫颈功能不全包括:①先天性宫颈平滑肌发育缺陷,纤维组织少,子宫颈丧失其正常的承受能力;②前次分娩宫颈内口损伤,使宫颈的结缔组织的连续性及完整性受到破坏。由于上述原因,在妊娠中期以后,宫颈管逐渐消退,宫口逐渐扩大,羊膜囊逐步向外突出,最终因张力过大而致胎膜早期破裂,终于早产。

4.子宫发育不全

子宫畸形常导致早产,如单角子宫、双子宫、子宫纵隔、马鞍形子宫均可因发育不良而导致晚期流产或早产。

5.子宫过度膨胀

双胎或多胎及羊水过多均可使宫腔内压力升高,以致提早临产而发生早产。

6.妊娠并发症及妊娠并发症

如妊娠高血压综合征、妊娠期肝内胆汁淤积症(ICP)、前置胎盘、胎盘早剥、妊娠期糖尿病、妊娠合并肝炎等,病情严重,危及母亲及胎儿时,必需及早终止妊娠,故亦为早产的原因。

二、诊断

1.临床症状及体征

(1)先兆早产:出现宫缩,其宫缩间歇时间已在 10min 以内,有逐渐缩短的趋势,收缩时间持续在 20～30s,并有逐渐延长的倾向,为先兆早产,应注意与生理性 Braxton-Hick 宫缩相鉴别。

(2)早产:出现规律宫缩,若阴道有血性分泌物排出,则可确定诊断。子宫颈口进行性扩张至 2cm,早产可以确定。如规则的宫缩不断加强,子宫颈口扩展至 4cm 或胎膜破裂,则早产已不可避免。

2.实验室检查

胎儿纤维结合素(fFN)的测定在早产诊断中有重要作用。当发生宫缩后,为明确是否有先兆早产,可用宫颈或阴道黏液测定 fFN,fFN＞50ng/ml 为阳性。如有宫缩而 fFN 试验为阳性,则 83% 发展成早产,阴性者仅 19% 发展成早产。

3.宫缩电子监护仪

能够准确描记宫缩情况。

三、处理

妊娠≤35 周,胎儿存活,无宫内窘迫,无畸形,胎膜未破,孕妇无严重的合并症与并发症,子宫颈口扩张＜4cm 者,应抑制宫缩,积极保胎,尽量延长孕周。

1.卧床休息

卧床休息以减少宫缩。取左侧卧位可增加子宫胎盘血流量,改善胎儿供氧,减少围生儿死亡。

2.避免检查

应避免阴道检查和肛查,减少腹部检查。禁止性生活。

3.应用宫缩抑制药

(1)β 肾上腺素能受体兴奋药

1)抑制子宫收缩的机制:β 肾上腺素能受体分为 β_1、β_2 两型,β_1 型受体的介导可能使心率加快,心脏收缩力增强,促进脂肪分解,而 β_2 型受体则介导子宫、支气管及小动脉的平滑肌松弛。

当β型肾上腺素能受体兴奋药与肌细胞膜外表面的β型肾上腺素能受体相互作用后,激活位于细胞膜内面的腺环化酶,它又激动三磷酸腺苷转变成环腺苷酸(cAMP),cAMP的浓度增加,启动蛋白质磷酸根转移酶的活化,导致特异的膜蛋白的磷酸化作用,该过程通过两个途径使子宫松弛:a.细胞内自由钙离子减少;依赖cAMP的蛋白质磷酸根转移酶的激活导致蛋白质的磷酸化,同时启动钠泵,Na^+泵出细胞,K^+则进入细胞,这也部分地解释了在使用β_2型肾上腺素能受体兴奋药后,血钾降低,Na^+梯度的增加,加速Na^+/Ca^{2+}交换率,导致Ca^{2+}从细胞质外流,以及肌质网内Ca^{2+}的增加;b.直接抑制肌球蛋白轻链磷酸根转移酶的活化导致环腺苷酸酶介导的磷酸化。

2)常用药物:利托君,150mg加于5%葡萄糖液500ml,稀释为0.3mg/ml的溶液行静脉滴注,滴速保持在0.15~0.35mg/min,待宫缩抑制后至少持续滴注12h,再改为口服10mg,每小时1次。沙丁胺醇(舒喘灵),通常首次4.8mg口服,以后每8小时口服2.4~4.8mg,直至宫缩消除时停药。

3)β肾上腺素能受体兴奋药的副作用:此类药物使用时同时兴奋β_1受体,部分孕妇出现心率增快,血压下降,血糖升高等不良反应,所以用药期间应监测心率、血压、胎儿心率,适时检测血糖、血电解质情况。停药指征:孕妇心率≥140次/分,胎心率≥180次/分,孕妇收缩压降至90mmHg。对妊娠期糖尿病、电解质紊乱及使用排钾利尿药患者应慎用。

(2)硫酸镁:硫酸镁至今仍是广泛应用于抑制子宫收缩的传统药物。镁离子通过抑制神经肌肉接头处乙酰胆碱的释放和直接抑制子宫肌肉收缩起到治疗早产的作用。用法:先以10%硫酸镁40ml加25%葡萄糖液10ml快速静脉滴注,以后用25%硫酸镁60ml加5%葡萄糖液1000ml缓慢静脉点滴,速度为2g/h,以子宫收缩被抑制为宜。用药过程中注意呼吸、尿量、膝腱反射。如呼吸<16次/分、尿量<25ml/h、膝腱反射消失时应停药。出现镁中毒可静脉缓慢推注10%葡萄糖酸钙10ml。

(3)前列腺素合成酶抑制药:通过抑制前列腺素的合成,对抗前列腺素的子宫收缩和宫颈软化作用。常用的有吲哚美辛、阿司匹林、保泰松等。现证明吲哚美辛有使胎儿动脉导管早闭和羊水过少的作用,不应长期应用,尤其孕周较小时。

(4)钙拮抗药:抑制钙进入子宫肌细胞膜,抑制缩宫素及前列腺素的释放,达到治疗早产的效果,常用硝苯地平(心痛定),一般首剂30mg,90min后仍有宫缩,再给予20mg。若子宫收缩被抑制,口服维持量20mg,每8小时1次。用药期间注意观察血压及心率等情况。

四、促进胎儿肺成熟

34周前的先兆早产或早产,需给孕妇糖皮质激素。一般用地塞米松10mg,每日1次肌注,连用2~3d;或用倍他米松12~24mg肌注,每日1次,连用2d,以促进胎儿肺成熟,预防新生儿呼吸窘迫综合征。

五、抗生素的应用

在早产发生原因的探讨中可以看到感染问题已经日益受到重视,不少学者已在早产前即给予孕妇以抗生素以期改善产妇及新生儿的预后,可以减少新生儿肺炎、坏死性小肠炎的发病率。因此,可考虑在产前应用抗生素,目前应用较多的是氨苄西林。

六、产时处理

产时应加强对胎儿的监护,尽量避免胎儿窘迫的发生,分娩时应行会阴侧切预防新生儿颅内出血。如已确诊宫内感染,短期内不能分娩时应使用抗生素并及时剖宫产结束妊娠。对早产儿应加强护理。

七、预防

1.加强孕期宣传教育

注意卫生,防止感染,孕晚期要减少性生活。

2.早期处理阴道感染

在某些人群中至少 40％的早产与阴道感染有关,例如滴虫性阴道炎,解脲支原体及各类细菌性阴道炎都有可能启动各类细胞活性因子的产生以致发生早产,因此及早治疗阴道炎症是十分重要的。

3.fFN 测定

fFN 测定的应用已从诊断发展到预测。宫颈黏液 fFN 测定,如＞50ng/ml 为阳性。结合观察宫缩如每小时多于 2 次者为阳性,其敏感度、特异性均佳,阴性预测值更高,如两者结合,即 fFN 测定和宫缩监测两者结合,准确度更高。

4.B 超测定宫颈

宫颈成熟是临产的重要条件之一。如宫颈本身发育过短也将导致早产,因此近年来用 B超对宫颈测量以预测早产可能的研究较多,其方法有经腹部或经阴道两种,最近尚有经会阴预测者,测量内容有宫颈长度、宫颈内口扩张度等。

5.有高危因素者

多胎妊娠、fFN 试验阳性、宫颈长度短者等,妊娠晚期应多卧床休息,取左侧卧位更好,禁止性生活,在自觉有过多宫缩时,立即去医院检查。

6.宫颈关闭不全的处理

宫颈关闭不全者可于孕 14～16 周行手术治疗。

(1)手术指征:有晚期流产、早产史合并宫颈陈旧裂伤达穹隆者;或非孕期宫颈扩张器 7 号进入宫颈内口无阻力者;或宫颈阴道段短于 0.5cm 或缺如者;中期妊娠 B 超发现宫颈内口扩张羊膜囊楔形嵌入宫颈管者及多胎妊娠。

(2)手术方法:①宫颈环扎术,如 Shirodkar 法、McDonald 法及 Cautifaris 法。②宫颈对合缝合法,适用于宫颈短或缺如、裂伤。

第三节　过期妊娠

过期妊娠是指平时月经周期规则,此次妊娠达到或超过 42 周者。过期妊娠的发生率占妊娠总数的 3.5％～17％。过期妊娠中胎盘功能正常者称生理性过期,占过期妊娠的 60％～80％,胎盘功能减退者称病理性过期,占过期妊娠的 20％～40％。过期妊娠围生儿发病率及死亡率明显增高,并随妊娠延长而增加。初产妇过期妊娠胎儿较经产妇胎儿危险性增加。近年来,由于产前及新生儿阶段监测及处理的进步,围生儿死亡率已有明显下降,但在过期妊娠,其剖宫产率、胎儿窘迫率、羊水污染率、产程延长的发生率以及新生儿神经损伤均明显高于正常妊娠期分娩的新生儿和产妇。

一、病因

分娩的发动机制是一个复杂的问题,目前尚不完全清楚。因此过期妊娠的病因亦不肯定。发动分娩的任何一个环节出现障碍,均可造成过期妊娠。现认为过期妊娠与下列因素有关:

1.雌激素水平低

虽然临产的机制十分复杂,但血中雌激素水平的高低与临产有密切关系,过期妊娠可能与血雌激素水平过低有关。例如①无脑儿:胎儿无下丘脑,使垂体-肾上腺轴发育不良,胎儿肾上腺皮质所产生的雌二醇及雌三醇的前身物质,16α-羟基硫酸去氢表雄酮(16α-OH-DHEAS)减少,因此,血中雌激素水平亦不高,在自然临产组中过期妊娠发生率为28%。②胎盘硫酸酯酶缺乏:是一种罕见的伴性隐性遗传病,患者虽然胎儿肾上腺产生了足量的16α-OH-DHEAS,但由于缺乏胎盘硫酸脂酶,无法将这种活性较弱的脱氢表雄酮转变成雌二醇及雌三醇,以致发生过期妊娠。

2.内源性前列腺素和雌二醇分泌不足而致黄体酮水平增高

有学者认为过期妊娠系雌孕激素比例失调导致孕激素优势,抑制前列腺素和缩宫素,使子宫不收缩,延迟分娩发动。

3.头盆不称时

由于胎先露部对宫颈内口及子宫下段的刺激不强,容易发生过期妊娠,这是较多见的原因。

4.遗传

有少数妇女的妊娠期较长,多次妊娠均出现过期妊娠,有时尚见于一个家族,说明这种倾向可能与遗传有关。

5.排卵延迟或胚胎种植延迟

可导致过期妊娠。

二、胎盘及胎儿的病理改变

1.胎盘

过期妊娠的胎盘可分为两种类型,一种是胎盘功能正常,胎盘外观和镜检均与足月妊娠胎盘相似。胎盘重量可略有增加,另一种是胎盘功能减退,胎盘出现退行性变化。胎盘绒毛内毛细血管减少,绒毛间质纤维化,合体滋养细胞结节增多,纤维蛋白坏死绒毛增多,使胎盘血供下降,导致胎儿缺血、缺氧。

2.羊水

过期妊娠时,羊水量明显减少,可减至300ml以下;由于胎盘功能低下,胎儿慢性缺氧,使肠蠕动增加,而肛门括约肌松弛,羊水被胎粪污染。

3.胎儿

(1)正常生长:过期妊娠且胎盘功能正常者,胎儿继续生长,体重增加,成为巨大胎儿,颅骨钙化明显,不易变形,难产率增加。

（2）成熟障碍:由于胎盘功能减退,胎盘血流不足以致缺氧及营养供应缺乏,胎儿不易再继续生长发育,出现成熟障碍综合征。成熟障碍综合征可分为 3 期。

第Ⅰ期:由于缺乏皮下脂肪,四肢细长,皮肤干而皱褶,类似羊皮纸,胎脂及胎毛少,指甲少,新生儿表现营养不良,但无胎粪的污染,颅骨硬,但面容反应尚机敏。

第Ⅱ期:新生儿表现为第Ⅰ期,但伴有含胎粪的羊水,胎粪可以沾染皮肤、胎盘、胎膜和脐带的表面,但无黄染的表现。

第Ⅲ期:新生儿表现如第1期,除有胎粪沾染外,新生儿指甲、皮肤黄染、胎盘、胎膜及脐带表面均染成黄绿色。

（3）胎儿宫内发育迟缓小样儿可与过期妊娠并存,后者更增加胎儿的危险性。

（4）胎儿宫内吸入胎粪,使新生儿出生时呼吸困难、持续性缺氧、吸入性肺炎、持续缺氧状态,还可发生中枢神经系统的损害。

（5）胎盘功能低下,可致胎儿宫内缺氧,如胎心改变,羊水减少,胎心电子监护正常,胎盘功能生化检测异常,脐动脉血活检测异常等。

三、诊断

1.核对孕周

月经规律,周期为 28～30d 者,妊娠≥42 周;月经不规律者,以基础体温升高时为受孕日计算孕周,≥40 周;月经不规律,未测基础体温者,根据早孕反应出现的时间、胎动时间及孕早期检查子宫大小或 20 周前 B 超检查的胎儿大小推算预产期,超过预产期 2 周以上者,可诊断为过期妊娠。

2.辅助检查

重点监测胎盘功能及胎儿大小及生长发育情况。

（1）胎动计数:过期妊娠胎动多少是胎儿在宫内状态的重要指标。孕妇每天上午 8:00～9:00,下午 2:00～3:00,晚上 7:00～8:00,静坐计算胎动次数,然后将三段时间胎动次数相乘 4,代表 12h 内胎动次数,如<10 次,提示有可能胎儿宫内缺氧,应即告知医务人员。

（2）尿雌三醇含量和雌三醇/肌酐（E/C）比值测定:每周检测 2～3 次。24h 尿雌三醇<10mg,或 E/C 比值<10,或下降 50% 为胎盘功能低下。

（3）人胎盘泌乳(hPL):正常 hPL 随孕周的增加而增加,36 周达高峰,37 周后逐渐下降。孕末期 hPL<4mg/L 表现胎儿危险。

（4）妊娠特异性 β_1 糖蛋白(SP_1):SP_1 于孕 4 周始增加,孕 38 周达高峰,39 周稍下降,维持到分娩。过期妊娠时 SP_1 随孕周的增加而下降,需动态观察。

（5）无应激试验(NST)及宫缩应激试验(CST):每周行 NST 检查 2 次,无反应者行 CST。CST 阳性表明胎儿窘迫。过期妊娠者需每日行 NST 1 次,如有需要,NST 观察时间可延长至 60min。

（6）生物物理评分(BPS):包括 NST、胎儿呼吸运动(FBM)、胎动(FM)、胎儿肌张力(FT)、羊水量(AFV)5 项,每项 2 分。5 项指标中的 4 项(除羊水量)反映胎儿神经系统对各种生物物理活动的调节功能。5 项中羊水量是胎儿缺氧的敏感指标。如 NST 和 AFV 两项正常,不必处理。而 AFV 单项减少时,即使其他指标正常,也应作为终止妊娠的指征。AFV 减少标准是羊水池深度<2.0cm 或羊水指数(4 个羊水池最大径线值相加)≤5cm。

(7)羊膜镜检查:羊水浑浊有胎粪者考虑胎盘功能不良,胎儿宫内窘迫。羊膜镜检只适用于宫颈已开大,胎膜完整者。

(8)胎儿大小及生长情况估计:由于大部分过期妊娠的胎盘功能属正常范围,胎儿仍在生长,胎儿常偏大。用 B 超测量胎儿各有关径线值以了解胎儿大小情况。如胎儿双顶径、股骨长、小脑横径、胸围、腹围等,现在常采用多个变量的计算方式来更准确地估计胎儿体重。

四、治疗

过期妊娠影响胎儿安危,应避免过期妊娠的发生。国内学者多主张妊娠达 41 周应终止妊娠。国外有学者主张定期检测胎盘功能,每日 NST 监测,每周 2 次 B 超检查,若胎儿缺氧,需立即终止妊娠。

1.终止妊娠方法

(1)引产:胎盘功能正常,胎心好,OCT(一),宫颈已成熟,无引产禁忌者,可行人工破膜;如羊水较多且清亮者继之以静点缩宫素引产。宫颈不成熟者,先促宫颈成熟,然后行人工破膜及缩宫素引产。引产过程中需严密观察产程进展,监护胎心率,有条件时应采用胎心监护仪持续监护,因为过期妊娠的胎儿对缺氧的耐受力下降,虽然有些胎儿产前监护正常,但临产后宫缩应激力显著增加,可超过胎儿的储备力,导致胎儿宫内窘迫,甚至死亡。为避免缺氧,产程中应充分给氧。静脉滴注葡萄糖液,以增加胎儿对缺氧的耐受能力。

(2)剖宫产:过期妊娠出现胎盘功能低下、胎儿窘迫、羊水过少、巨大儿、引产失败或人工破膜后发现羊水粪染、产程进展缓慢等,需行剖宫手术。

2.过期产儿的处理

胎儿娩出前做好一切抢救准备。胎头娩出后即应清理其鼻腔及鼻咽部黏液和胎粪,必要时行气管插管新生儿气管内羊水和胎粪。新生儿出生后,如有轻度窒息,可面罩给氧;重复窒息清理呼吸道后行气管插管,人工呼吸,脐静脉推注碳酸氢钠、地塞米松纠正酸中毒。必要时行胸外心脏按压,心内注射肾上腺素。

第四节　异位妊娠

一、输卵管妊娠

输卵管妊娠系指受精卵在输卵管内着床发育,是最常见的异位妊娠,占异位妊娠的 90%～95%。发病部位以壶腹部最多,占 75%～80%;其次为峡部,再次为伞部,间质部最少。

【诊断标准】

1.病史

有盆腔炎、子宫内膜异位症、不孕史或以往有过输卵管妊娠史。

2.临床表现

（1）停经：80%的患者主诉有停经史，除输卵管间质部妊娠停经时间较长外，大都有 6～8 周的停经史。有少数患者因有不规则阴道流血，误认为月经来潮而自诉无停经史。

（2）阴道流血：常表现为短暂停经后不规则阴道流血，量少，点滴状，一般不超过月经量，色暗红或深褐色，淋漓不净，并可有宫腔管型组织物排出。只有 5% 的患者表现为大量出血。

（3）腹痛：95% 以上输卵管妊娠患者以腹痛为主诉就诊。早期时常表现为患侧下腹隐痛或酸胀感，当输卵管妊娠流产或破裂时，患者突感下腹一侧撕裂样疼痛，常伴恶心、呕吐。当血液局限于患部，主要为下腹痛；出血多时可引起全腹疼痛，血液刺激横膈，出现肩胛部放射痛。血液积聚在子宫直肠凹陷处时，出现肛门坠胀感。

（4）晕厥和休克：部分患者由于腹腔内急性出血及剧烈腹痛，入院时即处于休克状态，面色苍白、四肢厥冷、脉搏快而细弱、血压下降。休克程度取决于内出血速度及出血量，与阴道流血量不成比例。间质部妊娠一旦破裂，常因出血量多而发生严重休克。

（5）检查：①妇科检查阴道后穹隆饱满，触痛，宫颈有举痛，子宫体稍大，子宫一侧或后方可触及包块，质如湿面团，边界不清楚，触痛明显。②腹部检查有腹腔内出血时，腹部有明显压痛，反跳痛，患侧为重，可以有轻度肌紧张，出血多时叩诊有移动性浊音。

3.辅助检查

（1）尿妊娠试验：如阳性，可辅助诊断，但阴性不能排除输卵管妊娠。

（2）血 β-HCG 测定：是早期诊断异位妊娠的常用手段，β-HCG 在停经 3～4 周时即可显示阳性。胚胎存活或滋养细胞尚有活力时 β-HCG 呈阳性，但异位妊娠时往往低于正常宫内妊娠。

（3）B 型超声检查：已成为诊断输卵管妊娠的主要方法之一。输卵管妊娠的典型声像图如下：①子宫腔内不见妊娠囊，内膜增厚。②宫旁一侧见边界不清、回声不均的混合性包块，有时宫旁包块内可见妊娠囊、胚芽及原始心管搏动，是输卵管妊娠的直接证据。③直肠子宫陷凹处有积液。

文献报道超声检查输卵管妊娠的准确率为 77%～92%。

（4）后穹隆穿刺或腹腔穿刺：疑有腹腔内出血者，可用 18 号长针自阴道后穹隆刺入子宫直肠陷凹，抽出暗红色不凝血为阳性结果。内出血量多，腹部有移动性浊音时，可做腹腔穿刺。若抽出的血液较红，放置 10 分钟内凝固，表明误入血管。当有血肿形成或粘连时，抽不出血液也不能除外异位妊娠的存在。

（5）腹腔镜检查：腹腔镜有创伤小，可在直视下检查，又可同时手术，术后恢复快的特点。适用于早期病例及诊断不明确的病例。但出血量多或严重休克时不宜做腹腔镜检查。

（6）子宫内膜病理检查：适用于阴道出血较多的患者，目的是排除宫内妊娠，病理切片中仅见蜕膜而无绒毛，或呈 A-S 反应；但如内膜为分泌反应或增生期并不能除外输卵管妊娠。

4.鉴别诊断

应与流产、黄体破裂、急性输卵管炎、卵巢囊肿蒂扭转、卵巢异位囊肿破裂及急性阑尾炎相鉴别。

【治疗原则】

1.手术治疗

(1)输卵管妊娠治疗原则以手术为主,一般确诊后即行手术,可根据患者的情况和医院的条件进行开腹手术或腹腔镜手术。

(2)手术方式一般采用输卵管切除术,适用于出血量多、休克患者。对有生育要求的年轻妇女可行保守性手术,保留输卵管及其功能。术后 3～7 天内应复查血 β-HCG,如血 β-HCG下降不显著,应考虑加用 MTX 治疗。

(3)术后应在切除的输卵管或血液中查找绒毛,如未见,应于术后测定 β-HCG,可疑持续妊娠时,采用甲氨蝶呤(MTX)药物治疗,用法同保守治疗。

(4)自体输血缺乏血源的情况下可采用自体血回输。

2.药物治疗

一般认为符合下列条件者可采用药物治疗。

(1)盆腔包块最大直径<3cm。

(2)输卵管妊娠未破裂。

(3)患者一般情况好,无明显内出血。

(4)血 β-HCG<20001U/L。

(5)B 超检查未见胚胎原始心管搏动。

(6)肝、肾功能及血红细胞、白细胞、血小板计数正常。

(7)无 MTX 禁忌证。

3.用药方法

(1)全身用药:常用甲氨蝶呤。

①单次给药:MTX 剂量为 $50mg/m^2$,肌内注射 1 次,可不加用四氢叶酸,成功率达 87% 以上。

②分次给药:MTX 1mg/kg,肌内注射,每 1、3、5、7 天隔日 1 次。同时用四氢叶酸 0.1mg/kg,每 2、4、6、8 天隔日肌内注射一次。给药期间应测定血 β-HCG 及 B 超检查。

(2)局部用药:在 B 超引导下或经腹腔镜直视下将甲氨蝶呤直接注入孕囊或输卵管内。

4.用药后随访

(1)单次或分次用药后 2 周内,宜每隔 3 日复查血 β-HCG 及 B 型超声检查。

(2)血 β-HCG 呈下降趋势并转阴性,症状缓解或消失,包块缩小为有效。

(3)若用药后第 7 日血 β-HCG 下降>15%～25%、B 型超声检查无变化,可考虑再次用药(方案同前)。此类患者约占 20%。

(4)血 β-HCG 下降<15%,症状不缓解或反而加重,或有内出血,应考虑手术治疗。

(5)用药后应每周复查血 β-HCG,直至 β-HCG 值达正常范围。

注意:①手术应保留卵巢,除非卵巢有病变如肿瘤等必须切除者。同时需仔细检查对侧附件。②治疗期间需密切观察一般情况,定期测体温、血压、脉搏、腹部体征及妇科阳性体征变化,B超及尿 HCG 转阴状况,如效果不佳,β-HCG 持续上升,急性腹痛、输卵管破裂时,应及早手术。保守治疗 3 个月后可随访输卵管碘油造影,了解患侧输卵管情况。

二、卵巢妊娠

卵巢妊娠指受精卵在卵巢内着床和发育,发病率占异位妊娠的 0.36%～2.74%。卵巢妊娠术前诊断困难,一般在术时才得到明确诊断。

【诊断标准】

1.临床表现

(1)临床表现与输卵管妊娠极相似,常被诊断为输卵管妊娠或卵巢黄体破裂。常有宫内节育器避孕史、停经史或不伴早孕现象。

(2)腹痛常表现为下腹隐痛,破裂时往往有剧烈腹痛。

(3)破裂后若伴大量腹腔出血,可出现休克等征象,与输卵管妊娠破裂相同。

(4)检查:①妇科检查宫体正常或稍大,子宫一侧或后方可触及块物,质囊性偏实,边界不清楚,触痛明显。②腹部检查有腹腔内出血者,腹部有明显压痛,反跳痛,叩诊有移动性浊音。

2.辅助检查

(1)尿妊娠试验阳性,但阴性不能除外妊娠。

(2)血 β-HCG 放射免疫测定灵敏度高,有助于卵巢妊娠早期诊断。

(3)超声诊断见子宫增大,宫腔空虚,宫旁有低回声区,如见妊娠囊位于卵巢更可确诊,如已破裂可见盆腔内有积液。

(4)后穹隆穿刺及腹腔穿刺适用于疑有腹腔内出血者,抽出不凝血为阳性。

(5)腹腔镜检查有助于早期诊断,已有腹腔内出血及休克者一般禁忌做腹腔镜检查。

(6)诊断性刮宫排除宫内妊娠,内膜病理应结合病情做出诊断。

3.诊断

(1)双侧输卵管完整,并与卵巢分开。

(2)囊胚位于卵巢组织内。

(3)卵巢与囊胚必须以卵巢固有韧带与子宫相连。

(4)囊胚壁上有卵巢组织。

【治疗原则】

(1)疑卵巢妊娠者应立即收住院,密切观察病情变化。

(2)一经诊断就应手术治疗,可根据病灶范围、情况做卵巢楔形切除、卵巢切除或患侧附件切除。可行开腹手术也可行腹腔镜手术。

三、宫颈妊娠

宫颈妊娠系指受精卵在子宫颈管内着床和发育,是一种极为罕见的异位妊娠,多见于经产妇,是严重的病理妊娠情况,不但影响患者的健康,且可危及生命。

【诊断标准】

1.临床表现

(1)停经史伴早孕反应。

(2)持续性阴道流血,量由少到多,也可为间歇性阴道大量出血以致休克。

(3)无急性腹痛。

(4)伴有感染者出现腹痛,体温升高。

(5)妇科检查宫颈变软,呈紫蓝色,不成比例增大,宫颈可大于或等于子宫体的大小,宫颈外口部分扩张,边缘薄,内口紧闭。宫体可增大且硬度可正常。

2.辅助诊断

(1)尿妊娠试验阳性。

(2)B超检查显示子宫增大但宫腔内未见妊娠囊,宫颈管增大,颈管内见妊娠囊。

3.鉴别诊断

易误诊为流产,应注意宫颈特异性改变。

【治疗原则】

(1)可疑宫颈妊娠应即入院治疗。

(2)无出血时可用保守疗法 MTX 为最常用药物,用法同输卵管妊娠保守治疗。

(3)刮宫加宫颈填塞宫颈妊娠出血或药物治疗中出血,应在备血后做刮宫术清除妊娠产物,刮宫后可用纱条填塞宫颈止血。

(4)有条件者可选用宫腔镜下吸取胚胎组织,创面以电凝止血;子宫动脉栓塞。

(5)在患者出现失血性休克的紧急情况下,也可以切除子宫以挽救患者生命。

四、腹腔妊娠

腹腔妊娠是指妊娠位于输卵管、卵巢及阔韧带以外的腹腔内。分原发性及继发性两种,前者系指孕卵直接种植于腹膜、肠系膜、大网膜等处,极为少见。而后者大部分为输卵管妊娠流产或破裂后胚胎落入腹腔,部分绒毛组织继发植入盆腔腹膜或邻近脏器表面,继续发育。腹腔妊娠由于胎盘附着位置异常,血液供应不足,故胎儿不易存活至足月,围产儿病死率高达 90%。

【诊断标准】

1.病史

大多数患者病史中有输卵管妊娠流产或破裂的症状。即停经、腹痛及阴道流血。以后阴道出血停止,腹部逐渐增大。

2.临床表现

(1)孕妇一般无特殊主诉。随着妊娠月份增多腹部逐渐增大,腹痛也日益加重。

(2)有时可有恶心呕吐、嗳气、便秘、腹痛等症状。

(3)患者自感此次妊娠和以往妊娠不同。自感胎动明显,由于胎动孕妇常感腹部极度不适。

（4）如胎儿死亡,妊娠征象消失,月经恢复来潮,腹部随着死胎缩小而相应缩小。

（5）体检:子宫轮廓不清,胎儿肢体甚易触及,胎位多异常以横位或臀位为多;胎心音异常清晰,胎盘杂音响亮;宫颈位置上移,子宫比妊娠月份小,偏于一侧,胎儿位于另一侧。

3.辅助检查

（1）尿妊娠试验阳性。

（2）B 型超声检查宫腔空虚,其旁有一囊性块物,内有胎儿,

（3）X 线检查正位片显示胎儿位置较高,胎体贴近母体腹壁,肢体伸展,有时可见钙化石胎。侧位片如见胎儿骨骼与母体脊柱重叠,对诊断甚有帮助。

【治疗原则】

（1）一旦确诊后应立即手术,术前必须做好输血准备。

（2）胎盘剥离有困难时可仅取出胎儿,以肠线在靠近胎盘处结扎脐带,让胎盘留在腹腔内,经过一段时间后,多可逐渐吸收。

（3）如胎盘附着在输卵管、阔韧带和子宫、大网膜等处可连同附着脏器一并切除。

（4）术后应加用抗生素,控制感染,特别是胎盘未取出者。

五、剖宫产瘢痕部位妊娠

剖宫产瘢痕部位妊娠(CSP)是剖宫产术后的一种并发症。从 20 世纪 50 年代以来,剖宫产术一般均采用子宫下段术式,子宫下段切口瘢痕妊娠的位置相当于子宫峡部并位于子宫腔以外,严格地说是一种特殊部位的异位妊娠。1978 年 Larsen 报道第 1 例剖宫产瘢痕部位妊娠,近年来随着我国剖宫率的上升,发生率明显上升,目前发生率已达 1/1800～1/2216,已超过宫颈妊娠的发生率。

【诊断标准】

1.病史

有剖宫产史,发生瘢痕部位妊娠的原因虽然尚未完全清楚,但显然与剖宫产切口愈合不良有关。发病相关因素有:多次剖宫产史;瘢痕部位愈合不良。

2.临床表现

（1）有停经史,发病一般在 5～6 孕周。

（2）早期症状不明显,约 1/3 患者可无症状,少数在常规做 B 超检查时发现为 CSP。

（3）阴道流血大部分患者于停经后有少量阴道流血,亦有少数患者一开始即有大量阴道流血,部分阴道少量流血的患者尚伴有轻度至中度的下腹痛。

（4）少数 CSP 患者可能持续到妊娠中期,甚至妊娠晚期,妊娠中期以后的 CSP 可能突发剧烈腹痛及大量出血,预示子宫即将破裂或已经发生了子宫破裂。

3.辅助检查

（1）尿妊娠试验阳性,因为子宫切口瘢痕妊娠血运较差。比宫内妊娠 HCG 量低,CSP 时 HCG 测定量一般在 100～10000U/L 间,这一特征有助于 CSP 的诊断。

（2）超声检查:阴道超声是对可疑病例首选的有效辅助检查方法。CSP 的超声诊断标准:

宫腔内及宫颈管内未见孕囊,孕囊在子宫峡部前壁,孕囊与膀胱之间缺乏子宫肌层或肌层有缺陷,孕囊与膀胱之间的距离<5mm,最薄者仅1～2mm厚。

(3)磁共振成像(MRI):MRI具有无损伤、多平面成像,组织分辨率高等优点,能清晰显示孕囊在子宫峡部前壁着床,无完整肌层及内膜覆盖。但一般很少应用,仅仅用于超声检查不能准确诊断时。

(4)内镜诊断:宫腔镜与腹腔镜均可用于诊断,但目前大多数用于治疗,在CSP已确诊或高度怀疑CSP时,可以选择应用宫腔镜或腹腔镜进行诊断与治疗。

【治疗原则】

1.药物治疗

MTX治疗较为有效。MTX治疗可分全身治疗与局部治疗。

(1)全身治疗 MTX单次肌内注射,剂量为50mg/kg,若效果不明显,可于1周后再一次给药;MTX与四氢叶酸交替使用,MTX 1mg/kg于1、3、5、7天各肌内注射1次,四氢叶酸0.1mg/kg于2、4、6、8天各肌内注射1次。

(2)局部注射在B超引导下可以局部孕囊注入MTX 20～50mg/次。

(3)联合方法全身与局部注射联合应用。治疗时以HCG测定来进行监测。

2.子宫动脉栓塞

子宫动脉栓塞用于CSP发生大出血时,止血效果好。在CSP治疗上目前除用于止血外,对CSP治疗也有很重要的作用。子宫动脉栓塞联合MTX药物治疗是目前认为有效的方法。

3.刮宫术

试图用刮宫术刮除孕囊的方法会导致子宫穿孔及大出血。因此,当确认CSP后切不可盲目行刮宫术。当CSP被误诊为早孕或流产不全进行人工流产或清宫,发生大出血时,应立即终止刮宫,用缩宫药物,仍出血不止可用纱条填塞,同时给予MTX。如有条件可行子宫动脉栓塞,并同时用MTX等处理。

4.宫腔镜下孕囊去除术

适用于孕囊向宫腔方面生长者,宫腔镜下去除孕囊后,可直视下电凝植入部位的出血点,防止去除孕囊后出血。

5.腹腔镜手术

适用于孕囊向膀胱和腹腔方向生长者,腹腔镜下可切开CSP包块,取出孕囊组织,或局部切除,电凝止血并行缝合。

6.经腹行瘢痕部位妊娠物切除或子宫切除术(包括次全切或全切)

中期或晚期CSP破裂,可根据具体情况行瘢痕切除术,或情况紧急时行子宫切除术。

【预后与预防】

1.预后

CSP保守治疗后,尚可再次妊娠。保守治疗后再次妊娠并得活婴者已有报道。值得注意的是,处理上应在妊娠36周左右行选择性剖宫产,以防子宫下段过分伸展而导致子宫破裂,除子宫破裂外,尚应注意的是胎盘粘连与植入。

2.预防

首先要降低剖宫产率及人工流产率,其次是要重视剖宫产手术的技术,特别是切口缝合技术。

第五节　妊娠剧吐

妊娠剧吐是指在妊娠早期出现的,以呕吐为主要症状的症候群。约 50％的妊娠妇女有不同程度的择食、食欲缺乏、呕吐等,妊娠 4 个月左右可自然消失,称之为早孕反应。因为症状多出现于清晨,故又称晨吐。若早孕反应严重,呕吐频繁,不能进食,造成饥饿、脱水、酸中毒,以致代谢紊乱,影响健康,甚至威胁生命,则为妊娠剧吐,其发生率为 0.3％～1％。

一、病因

病因至今尚无确切学说,与如下因素有关,常常并非单一因素。

1.内分泌因素

①早孕期,绒毛膜促性腺激素 HCG 急剧上升,水平越高,反应越重,如双胎、葡萄胎等,故一般认为妊娠剧吐与 HCG 水平急剧增高有关,但个体差异大,不一定与 HCG 成正比;②有人提出妊娠剧吐与血浆雌二醇水平迅速上升有关;③部分患者有原发性或继发性促肾上腺皮质激素或肾上腺皮质激素功能低下,如 Addison 病,妊娠剧吐多见;④妊娠合并甲状腺功能亢进,妊娠剧吐常见。

2.精神社会因素

精神过度紧张、丘脑下部自主神经功能紊乱;某些对妊娠有顾虑的孕妇,妊娠反应往往加重;生活不安定、社会地位低、经济条件差的孕妇好发妊娠剧吐。

3.来自胃肠道的传入刺激

早孕期胃酸的分泌减少,胃排空时间延长,胃内压力增高,刺激呕吐中枢。

二、病理生理

病理生理变化主要是继发于脱水及饥饿。

(1)频繁呕吐导致脱水、血容量不足、血液浓缩、细胞外液减少,胃液严重丢失,出现低血钾、低血钠、低血氯等电解质紊乱及碱中毒。

(2)在饥饿状态下,糖供给不足,肝糖原储备减少,脂肪分解加速。以供给热量,脂肪氧化不全,其中间产物-丙酮、乙酰乙酸及 β-羟丁酸增多,故出现酮血症、酸中毒。

(3)由于营养摄入不足,蛋白质分解加速,发生负氮平衡,体重下降,贫血、血浆尿素氮及尿酸升高。

(4)由于脱水,血容量减少,血液浓缩、肾小球血流量减少、尿量减少。肾小球通透性增加,导致血浆蛋白漏出,尿中出现蛋白或管型;肾小管可发生退行性变,排泄功能减退,肾功能受损,故尿素氮及血尿酸升高,血钾升高。

(5)因脱水、肝糖原减少,肝小叶中心部位发生细胞坏死、出血、脂肪变性,导致肝功能受损,肝功能异常(GPT 及碱性磷酸酶升高)、血胆红素升高及出血倾向。

(6)多发性神经炎,由于维生素缺乏及酮体的毒性作用,使神经轴突有不同程度变性,髓鞘变性,表现为肢体远端对称性感觉障碍和迟缓性瘫痪。严重者可出现中毒性脑病。

三、诊断

1.症状

停经 6 周后出现食欲缺乏、恶心、剧烈呕吐,出现疲乏无力、明显消瘦。

2.体征

血压降低,脉搏细微,体温轻度升高,体重减轻,皮肤弹性差,皮肤可见黄疸及出血点,尿量减少,严重者意识模糊,甚至昏睡状态。

3.辅助检查

(1)血液检查:测定血红细胞计数、血红蛋白、血细胞比容、全血及血浆黏度,以了解有无血液浓缩。测定二氧化碳结合力,或作血气分析,以了解血液 pH、碱储备及酸碱平衡情况。测定血钾、钠、氯,以了解有无电解质紊乱。测定血酮体定量检测以了解有无酮血症。测定血胆红素、肝肾功能、尿素氮、血尿酸等,必要时测肾上腺皮质功能及甲状腺功能。

(2)尿液检查:计算每日尿量,测定尿比重、酮体,做尿三胆试验、尿酮体检测。

(3)心电图检查:以及时发现有无低血钾或高血钾影响,并了解心肌情况。

(4)眼底检查:以了解有无视网膜出血。

四、鉴别诊断

(1)行 B 超检查,排除葡萄胎而肯定是宫内妊娠。

(2)应与引起呕吐的消化系统疾病相鉴别,如传染性肝炎、胃肠炎、十二指肠溃疡、胰腺炎、胆道疾病、胃癌等。

(3)应与引起呕吐的神经系统疾病相鉴别,如脑膜炎、脑瘤等。

(4)应与糖尿病酮症酸中毒相鉴别。

(5)应与肾盂肾炎、尿毒症等相鉴别。

五、并发症

1.低钾血症或高钾血症

如未能及时发现和及时治疗,可引起心脏停搏,危及生命。

2.食管黏膜裂伤或出血

严重时甚至可使食管穿孔,表现为胸痛、剧吐、呕血,需急症手术治疗。

3.Wernicke-korsakoff 综合征

六、治疗

1.轻度妊娠呕吐

可给予精神劝慰、休息,避免辛辣食物,少量多次进食,服用镇静、止吐药物。

2.中、重度妊娠呕吐

需住院治疗。①禁食,先禁食 2～3d,待呕吐停止后,可试进流质饮食,以后逐渐增加进食量,调整静脉输液量。②输液量依脱水程度而定,一般每日需补液 2000～3000ml,使尿量达到每日 1000ml。输液中加入维生素 B_6 及 C,肌内注射维生素 B_1,根据血钾、血钠、血氯及二氧化碳结合力(或血气分析结果)情况,决定补充剂量。营养不良者,可静脉滴注氨基酸、脂肪乳剂等营养液。③糖皮质激素的应用。若治疗数日后,效果不显著,加用肾上腺皮质激素,如氢化可的松 200～300mg 加入 5％葡萄糖液 500ml 内静脉滴注,可能有益。

3.终止妊娠的指征

经上述积极治疗后,若病情不见好转,反而出现下列情况,应从速终止妊娠:①持续黄疸;②持续蛋白尿;③体温升高,持续在 38℃以上;④心率超过 120 次/分;⑤多发性神经炎及神经性体征;⑥并发 Wernicke-Korsakoff 综合征。

七、Wernicke-korsakoff 综合征

Wernicke 脑病和 Korsakoff 精神病是维生素 B_1(硫胺素)缺乏引起的中枢神经系统疾病,两者的临床表现不同而病理变化却相同,有时可见于同一患者,故称为 Wernicke-Korsakoff 综合征。

1.发病机制

维生素 B_1 属水溶性维生素,是葡萄糖代谢过程中必需的辅酶,也是神经系统细胞膜的成分,维生素 B_1 严重缺乏时可造成有氧代谢障碍和神经细胞变化坏死。

在机体有氧代谢过程中,丙酮酸经丙酮酸脱氢酶系(PDHC)作用生成乙酰辅酶 A 进入三羧酸循环。PDHC 中丙酮酸脱羧酶是需硫胺酶,维生素 B_1 以焦磷酸硫胺素(TPP)的形式参与其辅酶组成。妊娠剧吐造成维生素 B_1 严重缺乏,PDHC 活性下降,丙酮酸不能完全进入三羧酸循环彻底氧化供能,血清丙酮酸水平升高;当 PDHC 活性降到正常活性的 50％以上时,糖代谢即不能顺利进行,组织供能受影响。脑组织对缺血缺氧敏感,丧失三磷酸腺苷(ATP)及其他高能物质后,则可引起脑组织细胞变性、坏死、组织自溶;同时,乙酰胆碱等神经介质合成障碍,出现神经和精神症状。此外,TPP 也是转酮酶的辅酶成分,转酮酶与脑的葡萄糖代谢有关,参与糖代谢的磷酸戊糖途径,保证细胞内 5-糖磷酸和 6-糖磷酸的转化。但在 Wernicke-Korsakoff 综合征患者中,至今未发现转酮酶内在异常的证据,说明转酮酶活性降低是受维生素 B_1 缺乏的外在影响所致。

妊娠剧吐并发 Wernicke-Korsakoff 引起中央脑桥髓鞘脱失,对其发生机制目前仍有争议,一般认为是低钠血症纠正过快的结果。有研究发现,低磷酸盐血症可引起包括中枢神经系统在内的多器官损害,并可导致类似 Wernicke-Korsakoff 的综合征。也有学者通过研究随时间的延长 MRI 呈现出现的中央脑桥髓鞘脱失病变图像的变化,证明低磷酸盐血症,而非低钠血症,在中央脑桥髓鞘脱失的发病机制中起一定作用。

Wernicke-Korsakoff 综合征的基本病理改变表现为下丘脑、丘脑、乳头体、中脑导水管周围灰质、第三脑室壁、第四脑室底及小脑等部位毛细血管扩张、毛细血管内皮细胞增生及小出

血灶,伴有神经细胞、轴索或髓鞘的丧失、多形性小胶质细胞增生和巨噬细胞反应。在 CT 或 MRI 上表现为丘脑及中脑中央部位病变,乳头体萎缩及第三脑室及侧脑室扩张,大脑半球额叶间距增宽。另外,Wernicke-Korsakoff 综合征的一些少见的病理改变视盘肿胀和出血、视盘炎双侧尾状核病变,伴有脑室周围、丘脑和下丘脑及导水管周围灰质的对称性病变。

2.临床表现

①有妊娠剧吐的症状、体征及实验室检查发现;②遗忘、定向力障碍及对遗忘事件虚构,病情严重时由于中脑网状结构受损害而出现意识模糊、谵妄或昏迷;③眼肌麻痹,系由于脑内动眼神经核与滑车神经核受累;④如病变损及红核或其联系的纤维,则可出现震颤、强直及共济失调;⑤可能有维生素 B_1 缺乏引起的其他症状,如多发性神经炎等。

3.处理

Wernicke-Korsakoff 综合征死亡率较高,常死于肺水肿及呼吸肌麻痹。

凡疑似病例,即应终止妊娠并予以大剂量维生素 B1500mg 静脉滴注或肌内注射,以后 50～100mg/d,直至能进足够食物。每日静脉滴注 10% 葡萄糖液及林格液,总量 3000ml/d,有报道用葡醛内酯(肝泰尔)治疗妊娠剧吐可有一定的效果,用法:葡醛内酯 500mg＋10% 葡萄糖液 40ml,静脉推注,每日 2 次,7d 为一疗程。为防止致死性并发症,应严格卧床休息。出院后给予足量多种维生素和维生素 B1。

经合理治疗后,眼部体征可痊愈,但共济失调、前庭功能障碍和记忆障碍常不能完全恢复。如不及时治疗,死亡率达 50%,治疗患者的死亡率约 10%。

第六节　妊娠期高血压疾病

一、病因学研究进展

(一)一元化学说

妊娠期高血压疾病的病因至今没有定论。一直以来认为其病因主要有 4 种学说:子宫胎盘缺血学说、免疫学说、氧化应激学说、遗传学说,各种学说虽有一定的根据,但缺乏足够的证据。近年来妊娠期高血压疾病病因及发病机制的研究倾向于内皮细胞激活和损伤的一元化学说:妊娠期高血压疾病与多基因有关,这种多基因的遗传背景使它的易感性增加,胎母免疫平衡或免疫耐受失调,胎母界面生理性免疫抑制反应减弱,细胞免疫反应增强,滋养细胞受累且浸润能力下降,血管生成障碍(包括血管重铸障碍和胎盘浅着床),造成胎盘缺血缺氧及局部细胞免疫反应增强,胎盘局部出现氧化应激,引起脂质过氧化和绒毛间隙的白细胞活化、细胞凋亡,形成胎盘碎片(微颗粒进入血液循环),引发过度的系统性炎症反应,直接或间接导致血管内皮损伤与激活(如扩张血管物质,抗凝和促凝因子的失衡),最终引发妊娠期高血压疾病的发生。

（二）病因学的研究聚焦

1.与妊娠期高血压疾病相关的易感基因

随着人类基因组计划（HGP）的全部完成,现代医学认为人类疾病的发生、发展直接或间接与基因相关。因此,认为人类的疾病都是基因病。流行病学资料提示,子痫前期及子痫有家族遗传倾向,子痫前期及子痫患者一级亲属的发病率比无家族史的孕妇高5倍,二级亲属的发病率仍高出2倍,表明孕妇对子痫前期及子痫疾病有遗传易感性,对其遗传规律目前尚有争议,主要包括:常染色体隐性遗传、不完全外显常染色体显性遗传、多基因遗传、致病基因与X染色体连锁遗传、胚胎发育中基因突变、线粒体遗传等,目前倾向于多基因遗传。近几年来寻找子痫前期及子痫的易感基因成为病因学研究的又一新的热点,而且已经从传统的遗传模式研究逐渐发展为探索妊娠期高血压疾病患者的易感染色体片段和易感基因。目前研究较多的易感基因有如下几种:①血管舒张因子NO及血管收缩因子ETmRNA;②肾素-血管紧张素-醛固酮系统基因;③Fas/FasL基因;④血凝遗传易感因子:VLeiden基因、凝血酶原调节蛋白基因;⑤亚甲基四氢叶酸还原酶基因（MTHFR）;⑥线粒体基因:胎盘LCHAD酶缺乏及线粒体DNA突变;⑦肿瘤坏死因子（TNF 2α）基因及其启动子;⑧人类白细胞抗原HLA-G、HLA-DR4基因;⑨印迹基因。

2.母胎的免疫调节机制

妊娠是一种半同种移植,其成功有赖于母胎间免疫平衡,平衡一旦失调就可能引起免疫排斥反应,导致病理妊娠。目前关于免疫机制研究主要集中在以下几个方面。

（1）HLA-G基因多态性:HLA-DR4可能直接作为免疫基因,使孕妇对胎儿组织抗原的呈递及识别功能降低,导致封闭抗体产生不足,与疾病致病基因连锁不平衡,HLA-G表达缺陷的滋养细胞易受到母体免疫系统的攻击,不能侵入母体螺旋动脉,影响血管重铸,形成胎盘浅着床,使胎盘缺血、缺氧,从而导致妊娠期高血压疾病的发生。

（2）同种异体抗原超负荷:影响子宫胎盘血管着床的发育和重铸过程,滋养细胞表现为成熟障碍,而已知未成熟滋养细胞的抗原性明显强于成熟型。

（3）细胞体液免疫异常:辅助性T淋巴细胞1（TH1）和TH2比率失常。研究发现,与正常妊娠孕妇相比,子痫前期患者CD4/CD8比率增加以及TS细胞数量和功能均下降,正常孕妇辅助性T细胞TH1/TH2比率倾向于TH2,而妊娠期高血压疾病患者则倾向于TH1,TH1细胞数目的增多,表明子痫前期患者TH1介导细胞免疫反应增强,以及与其相关联的滋养细胞免疫损伤加重。

（4）补体活化:妊娠期高血压患者通常补体被激活。被激活的补体进一步激活白细胞,随着血液流动,在微循环中破坏血管内皮,引起血管损伤。

（5）精子抗原的低暴露:精子携带有男方的组织相容性抗原,女方接触其丈夫精子机会越多,就可能对丈夫同种抗原识别和反应增强,也就越容易引发免疫耐受,越不容易发生子痫前期及子痫。所以,过去被认为子痫前期多发于初孕妇。最近,流行病学调查发现,孕妇第2次妊娠发生在婚姻状况改变后,则子痫前期及子痫的发病率可如同初孕。人工授精和赠卵均导致子痫前期及子痫的发病率增加这种现象也支持了上述观点。

3.与滋养细胞有关的浸润行为及血管生成相关因子

(1)滋养细胞黏附分子表型改变:整合素 α6 和 β4 与细胞黏附有关。研究表明,子痫前期患者的滋养细胞整合素 α6 和 β4 呈持续高表达,反映其滋养细胞黏附能力增强而浸润能力下降。

(2)血管生成蛋白和抗血管生成蛋白的平衡失调:血管生成蛋白主要有滋养细胞分泌的血管内皮生长因子(VEGF)和胎盘生长因子(PLGF)。这两种蛋白通过受体(Flt2 1)促细胞增殖和血管生成。抗血管生成蛋白目前研究比较多的是 VEGF 的可溶性的裂解物(sFlt2 1),具有很强的抗血管生成作用。sFlt2 1 和 VEGF、PLGF 结合,阻碍它们和受体结合,发挥生物学效应。正常妊娠早期,血管生成蛋白的过量表达导致胎盘血管生成和胎盘组织生长,为胎儿生长发育创造条件。接近妊娠晚期,血管生成蛋白减少和抗血管生成因子表达增加,为分娩做好准备。研究表明,子痫前期患者的 VEGF 和 PLGF 蛋白水平及其 mRNA 的表达均明显下降,外周血中可溶性的受体明显增加,提示子痫前期患者胎盘存在血管生成蛋白和抗血管生成蛋白失衡。

(3)促浸润基因和抑浸润基因平衡失调:滋养细胞浸润能力有时空限制性。妊娠早期,特别是胎盘形成期,浸润能力达高峰,以后逐渐下降,妊娠晚期最低。子痫前期患者表现为基质金属蛋白酶(MMPs)表达水平下降,蛋白酶抑制药、肿瘤转移抑制基因 KiSS-1 表达水平上升,平衡失调使得滋养细胞侵袭过浅和胎盘形成障碍,最终导致子痫前期发病。

4.缺氧与供氧的关系

(1)胎盘缺氧和供氧平衡失调:正常氧供对于细胞代谢是必需的,不同孕周滋养细胞对氧供的需求有一定差别,过度供氧或者缺氧后再供氧可导致氧化应激。目前研究表明,子痫前期患者胎盘局部存在着氧化酶增加(黄嘌呤氧化酶 anthine oxidase,XO)。对胎盘缺血再灌注研究也见到,胎盘组织黄嘌呤氧化酶(XO)及其前体黄嘌呤脱氢酶(XD)活性均增高。有研究推测在孕 7 周以前,由于滋养细胞浸润,导致血管栓塞,胚胎暂时性处于低氧或缺氧状态,如果滋养细胞浸润行为受损,导致血管不全性栓塞,使早期胚胎处在高氧状态,从而诱发氧化应激,胚胎受累而流产,或者使子宫螺旋小动脉生理性重铸障碍,导致晚期妊娠高血压疾病的发生。

(2)母体氧化和抗氧化平衡失调:过氧化底物增加是发生氧化应激的重要因素之一。研究发现,子痫前期患者血浆中三酰甘油(TG)和游离脂肪酸水平相当于正常妊娠的 2 倍,维生素 E 浓度比正常妊娠降低 50%。这些因素提示,部分子痫前期及子痫患者的发病与潜在的氧化应激素质有关。

5.与内皮细胞激活相关的因子

细胞毒性物质和炎性介质如氧自由基、过氧化脂质、白介素-6、极低密度脂蛋白等均可引起血管内皮损伤,从而导致血压升高及其他一系列的生理变化,并且认为这些毒性因子可能来源于胎盘,因此认为胎盘血管损伤可能先于全身其他脏器的损伤。

二、诊断标准及分类

（一）诊断及分类

为了与国际接轨,2002 年中华医学会产科学组专家们倡议采用较为统一的现行国际分类标准,即娠期高血压疾病 5 种分类法,强调是妊娠期所见的一组高血压疾病:包括妊娠期高血压、子痫前期、子痫、慢性高血压合并子痫前期、妊娠合并慢性高血压,此 5 种分类目前国内基本已经达成共识,其中前三项即为以前的妊娠高血压综合征。

(1)妊娠期高血压:血压≥140/90mmHg(间隔 6h,至少测量 2 次);无蛋白尿;血压于产后 12 周恢复,产后才能最终诊断;可以伴有上腹不适或血小板减少。

(2)子痫前期:轻度:孕 20 周后首次出现血压≥140/90mmHg(间隔 6h,至少测量 2 次),蛋白尿定量≥0.3g/24h 或者定性间隔 4h 至少测 2 次均(＋)。重度:达到以下任何一项或者多项者:①孕 20 周后首次出现血压≥160/110mmHg(间隔 6h,至少测量 2 次);②蛋白尿定量≥(2)0g/24h[美国国家高血压教育大纲(NHBPEP)为 5.0/24h]或者定性间隔 4h 至少测 2 次均(＋＋);③血清肌酐＞106.1μmol/L(2mg/dl)(除外妊娠前已经升高);④血小板＜100×10^9/L;⑤LDH 升高;⑥ALT 或 AST 升高;⑦持续性头痛或其他脑或视觉障碍;⑧持续性上腹部疼痛。

(3)子痫:子痫前期患者发生抽搐无法用其他原因解释。

(4)慢性高血压合并子痫前期:妊娠 20 周前无蛋白尿的高血压患者,蛋白尿≥0.3g/24h;妊娠 20 周前有高血压和蛋白尿患者突然蛋白尿加剧或血压升高或血小板＜100×10^9/L(尤其 24 周以后)。

(5)妊娠合并慢性高血压:血压≥140/90mmHg,孕前或孕 20 周以前已经诊断为高血压,并持续到产后 12 周以后。

跟国际接轨的诊断标准与我国既往标准有如下 3 点重要的不同之处:①水肿不作为诊断标准,但体重增长过快应高度重视,必要时应收入院观察;②血压＜140/90mmHg,虽然较基础血压升高 15～30mmHg 或者舒张压升高≥15mmHg,不作为诊断标准;③蛋白定量≥0.3g/24h 作为诊断标准之一。此外,值得特别提出的是如果没有蛋白尿,但是高血压合并持续的大脑症状,上腹或右上腹疼痛伴恶心、呕吐,血小板减少,或者肝酶升高,也诊断为重度子痫前期。根据美国妇产科医师协会 2002 年的公告和 2004 年出版的妇产科学指南,高血压合并胎儿生长受限或者羊水过少也可诊断为重度子痫前期。

（二）重视子痫前期非典型症状的识别

子痫前期临床表现复杂,临床上经常因为对子痫前期的诊断及轻重度分类延误,而造成孕产妇和新生儿的不良结局。因此,早期诊断子痫前期、重视并认识子痫前期的首发症状是提高妊娠期高血压疾病孕产妇围生期结局的焦点和重点,因此对以下几种容易被忽视的非典型症状,不管其是否可诊断为子痫前期,均应引起充分重视,需要进行相关鉴别诊断并严密监测,及时诊断和治疗,值得所有产科医生关注及探讨。

1.少量蛋白尿

先期不伴有血压升高表现,随着蛋白尿增高,血压升高可能表现出来,需与肾脏病史及免疫风湿类疾病鉴别。

2.水肿及体重增长过快,血压正常,伴和不伴有蛋白尿存在

水肿目前不能作为诊断的指标,但是体重异常增加是许多患者的首发症状,孕妇体重突然增加≥0.9kg/周,或2.7kg/月是可能是子痫前期的信号。需除外孕妇近期劳累及饮食相关因素引起水肿及体重增长过快。

3.上腹或右上腹疼痛伴恶心、呕吐,不伴血压升高及蛋白尿

需与胃肠道及肝胆系统疾病相鉴别。

4.血小板减少,或者肝酶升高

需与血液系统再障、血小板减少性紫癜等相鉴别,高度警惕 HELLP。

(三)关于早发型重度子痫前期的界定及主要特点

重度子痫前期严重威胁母儿健康,对于临近足月的重度子痫前期,由于胎儿已经接近或达到成熟,终止妊娠是最好的处理方法,但是对于距离足月妊娠较远的早发型重度子痫前期,孕妇随时有发生严重并发症的风险,而胎儿因不成熟存活概率小,使得治疗在保守和终止妊娠的取合中难以权衡利弊,因此对早发型重度子痫前期的界定以及何时终止妊娠是产科的医疗难点。在发达国家及国内的三级医疗保健机构中,由于其新生儿重症监护病房(NICU)的设备及技术先进,目前孕34周后发病者,母婴预后均较为理想,孕32周以后发病者,母婴预后也有了极大改善。因此,有人提出以32孕周界定较为合适,更能反映其救治水平。在医疗条件较差的机构中,则以34孕周界定较为合适。但目前,大多数报道还是以34孕周为界限。发生于孕20～34周的先兆子痫,往往病情重,并发症多,其特点如下:①妊娠早中期即发生高血压、蛋白尿、水肿;②随着疾病进展,常表现为严重的高血压(≥160mmHg/110mmHg),且血压增高幅度较大;③蛋白尿出现早,且蛋白排出量较高,24h 尿蛋白≥5g 或尿蛋白(＋＋＋);④常伴有明显的自觉症状,如头痛、胸闷、眼花、上腹部隐痛、恶心、呕吐;⑤常合并低蛋白血症、血小板减少、肝肾功能异常、胎盘早剥、HELLP综合征、子痫、心力衰竭、肾衰竭、肺水肿、弥散性血管内凝血、胎窘、胎死宫内等,常因孕妇严重并发症而终止妊娠;⑥围生儿预后与医院 NICU 水平密切相关。

三、治疗

治疗妊娠期高血压疾病的目的是争取母体完全恢复健康,胎儿出生后可存活,以对母体-胎儿影响最小的方式终止妊娠。治疗原则为休息、镇静、解痉、降压、合理扩容和必要时利尿、密切监测母胎状态,适时终止妊娠。

(一)一般治疗及门诊监测

对于妊娠期高血压及轻度子痫前期患者的治疗,主要是休息,减少活动,保证充足的睡眠,取左侧卧位以改善子宫胎盘的血供,休息每天不少于10h。对于精神紧张、焦虑或睡眠欠佳者可给予镇静药。如地西泮 2.5～5mg,3/d,或 5mg 睡前口服。符合以下条件者可在门诊观察:

①能够按时门诊随访者;②收缩压≤150mmHg,舒张压≤100mmHg;③24h 尿蛋白<0.5g;④血小板计数≥100×10⁹/L;⑤无胎儿生长受限;⑥NST 反应型;⑦孕妇无自觉症状。

对孕妇监测内容应包括:血压监测和尿蛋白定性;24h 尿蛋白定量测定;血常规检查;生物化学检测(包括肝肾功能和 LDH 在内);凝血功能检测;眼底、心电图、超声心动图,必要时行 CTMRI 检查。对胎儿的监测内容应包括胎心率和胎动;无负荷试验(NST);超声检查胎儿发育、脐带胎盘血流、胎盘回声大小等情况。特别提出以上各项监测应当依据孕周以及病情变化增减检查频率及次数。

(二)药物治疗

药物以解痉、降压为主,扩容利尿需按病情及化验指标决定是否应用。硫酸镁仍为治疗妊娠高血压综合征解痉的首选药物。降压药物的应用以不影响心排血量、肾血流量与胎盘灌注量,不影响胎儿为原则。对肺水肿、心力衰竭,全身性水肿、血容量过高、重度贫血等患者考虑扩容利尿治疗。

1.硫酸镁的应用

硫酸镁治疗子痫前期主要机制为解除血管痉挛,应用硫酸镁控制子痫抽搐以及子痫复发效果很肯定,Ⅰ 类循证医学证据表明,应用硫酸镁以后子痫的复发率明显降低(RR 0.41;95% CI,0.32~0.51),母亲的病死率也明显下降(RR 0.62;95% CI,0.39~0.99)。但应用硫酸镁能否预防子痫的发生尚不肯定,并且对于什么时候开始治疗、治疗的剂量、治疗的途径、持续的时间,均无一致的看法。

(1)哪些患者需用硫酸镁:对于轻度子痫前期患者,有资料显示子痫的发生率为 1/200,而且即使是发生子痫,通常是自限性的,结局较好,因此,目前多数学者不主张对轻度子痫前期患者应用硫酸镁,而当出现一些明显的临床表现(包括头痛、视觉障碍、右上腹部疼痛、少尿、肺水肿、肝酶升高、肌酐升高、溶血、血小板减少、胎儿生长受限、羊水过少),即有发展为重度子痫前期倾向时应考虑用硫酸镁治疗。重度子痫前期不用硫酸镁治疗时子痫的发生率为 2/100,用硫酸镁治疗时子痫发生率为 0.6/100,因此,应用硫酸镁防止重度子痫进展成子痫、控制子痫抽搐及再抽搐、控制重度子痫前期及子痫患者临产及产后抽搐效果肯定。

(2)应用硫酸镁治疗持续的时间:无一致的看法,有人推荐从分娩期开始使用,持续到产后 24h;也有人提出对于病情比较轻的患者根本不需用硫酸镁治疗;病情严重者,在治疗 24h 内一般需要终止妊娠,因此应用最多不超过 24h。

(3)如何应用硫酸镁:2001 年中华妇产科杂志编委会推荐的硫酸镁解痉方案包括以下 4 种。

方案Ⅰ:硫酸镁 15g 溶于 1000ml 葡萄糖溶液静脉滴注,1.0~2.0g/h(根据体重和用药反应调整用量),停止滴注 6h 后,肌内注射硫酸镁 5g。

方案Ⅱ:硫酸镁 5g 肌内注射,以后按方案Ⅰ。

方案Ⅲ:首次硫酸镁 2.5~5.0g 缓慢静脉注射,以后按方案Ⅰ。

方案Ⅳ:首次硫酸镁 2.5~5.0g 缓慢静脉注射,5g 肌内注射,以后按方案Ⅰ。

应用硫酸镁注意事项:24h硫酸镁总量25~30g。用药前及用药过程中监测膝反射、呼吸(≥16/min)、尿量(≥25ml/h),有条件的应监测镁离子浓度。

2.降压药物的应用

(1)选择降压药物的原则:对胎儿无毒性作用,不影响心每搏量、肾血流量及子宫胎盘灌注量,不致血压急剧下降或下降过低。值得强调的是降压药不能防治子痫抽搐,单用降压药而不同时使用硫酸镁治疗重度先兆子痫或子痫不可取。

(2)降压指征:血压≥160/110mmHg,或舒张压≥110mmHg,平均动脉压≥140mmHg原发性高血压,或妊娠前已用降压药,需应用降压药物。孕妇收缩压≥160mmHg或舒张压≥105需要降压治疗,使血压维持在140~150/90~100mmHg。

各降压药物推荐用法:

1)拉贝洛尔(柳氨苄心定):开始剂量100mg,日服2~3次,必要时增加至200mg日服3~4次或100mg加入5%葡萄糖液500ml中,静脉滴注,20~40滴/min,根据血压调整滴速,血压稳定后可改为口服。

2)硝苯地平(心痛定):10mg,日服3次,不主张舌下含化,24h总量在60mg以内。

3)酚妥拉明(立其丁):50mg,日服4次,逐渐增加剂量达75~100mg,日服4次仍无效,应停用或10~20mg溶于5%葡萄糖液250ml中,静脉滴注,严密监测血压变化,血容量不足时应纠正后使用。

4)肼屈嗪。5~10mg加入5%葡萄糖液20ml中,缓慢静脉注射,继之以10~20mg加入5%葡萄糖液250ml中静脉滴注,我国目前暂时无此药物。

5)尼莫地平(尼莫通)。40mg,每日服3次,24h最大用量为240mg。

6)硝酸甘油:每次0.5mg,舌下含化或20mg溶于5%葡萄糖液100ml静脉滴注,血压降至预期值时调整至10~15滴/min维持,青光眼及颅内压增高者禁用。

7)硝普钠。50mg加入5%葡萄糖液500ml中。静脉滴注,从6滴/min开始,严密监测血压,每5min增加2滴,至出现效果后维持,24h总量不超过100mg,产前应用不超过24h,注意配制后即刻使用,滴注时要避光。仅适用于快速、短期降压。

3.镇静药物

(1)地西泮(安定):有镇静、松弛肌肉、抗惊厥、催眠作用。口服2.5~5mg,每日3次;肌内注射或者静脉注射10~20mg。

(2)苯巴比妥(鲁米那)。有镇静、抗惊厥、催眠作用。口服15~30mg,每日3次;肌内注射100~200mg。

(3)哌替啶(度冷丁)。有镇痛和镇静作用,100mg,肌内注射。

4.适时扩容及利尿

一般不主张常规应用扩容及利尿,扩容仅用于严重的低蛋白血症、贫血,可选用人血白蛋白、血浆、全血等。利尿仅用于全身水肿,急性心力衰竭,肺水肿,血容量过多且潜在肺水肿者,利尿药有呋塞米、甘露醇。

5.终止妊娠

终止妊娠是妊娠期高血压疾病唯一最有效的治疗方法。但终止妊娠的时间根据母胎双方面情况而定,重度先兆子痫围生儿病死率与母亲病情相关,更与孕周相关。以下为重度子痫前期终止妊娠的指征:①重度子痫前期患者积极治疗24～48h仍无明显改善者。②重度子痫前期患者已超过34周。③重度子痫前期孕龄不足34周,胎盘功能减退,胎儿已经成熟。④重度子痫前期孕龄不足34周,胎盘功能减退,胎儿未成熟,可用地塞米松促胎儿肺成熟后终止妊娠。⑤子痫控制后2h可考虑终止妊娠。对于早发型重度子痫前期何时终止妊娠是处理的重点和难点,有学者建议:孕龄<24周、重度先兆子痫的孕妇经治疗病情稳定后应积极终止妊娠;孕龄25～28周,经保守治疗和$MgSO_4$、降压药等积极治疗,产妇病情未见好转者应终止妊娠;孕龄28～34周,在严密观察母儿的情况下,如发生下列情况需要终止妊娠:出现不能控制的严重高血压,尤其是舒张期血压持续高于110mmHg;出现肺水肿;子痫反复发作;HELLP伴有消化系统症状和右上腹压痛;胎盘早剥;出现持续性头痛和视觉障碍;胎心监护显示反复晚期减速和重度变异减速;B超评估胎儿体重小于第5百分位数或1～2周无增长,舒张末期脐带血流反向。

四、预防和预测

(一)预防

鉴于妊娠期高血压疾病严重危害孕产妇及围生儿的健康及生命,做好妊娠期高血压疾病预防工作尤为重要。但是由于该疾病发病机制尚未阐明,故预防较为困难。世界范围内呼吁增强国民经济实力,提高全民族文化水平,健全医疗保障体系是降低妊娠期高血压疾病发生率的根本。提高三级医疗保健质量,对存在高危因素的孕妇定期检查、加强产前保健监测及记录是降低此病发生及改善结局的关键。教育孕妇保持良好的心态、愉悦的心情,适当进行体育锻炼,养成良好的饮食习惯,控制体重,保证足够的休息,劳逸结合,避免高危因素的发生,是预防妊娠期高血压疾病的有效措施。

1.妊娠期高血压高危因素

妊娠期高血压疾病的高危因素流行病学调查发现,初产妇、孕妇年龄<18岁或>40岁、多胎妊娠、妊娠期高血压病史及家族史、慢性高血压、慢性肾炎、抗磷脂综合征、糖尿病、营养不良、低社会经济状况均与妊娠期高血压疾病发病风险增加相关。

产次因素:妊娠期高血压疾病好发于初次妊娠。Skjaerven等根据挪威医学登记资料发现,其先兆子痫发生于第一次妊娠、第二次妊娠及第三次妊娠者各为3.9%、1.7%、1.8%。由此可见,第一胎先兆子痫发生率高。

年龄因素:Skaznik等、Demir等研究表明,年龄≥35岁及<19岁的初孕妇妊娠期高血压疾病的患病风险增高。

妊娠期高血压疾病病史因素:若初次妊娠患妊娠期高血压疾病,则第二次患妊娠期高血压疾病的危险性增加。

孕妇低出生体重因素:Innes等认为孕妇自身出生体重与妊娠高血压疾病风险呈U形相

关,即过低与过高出生体重具有极高的风险。

此外,与胰岛素抵抗、糖尿病、肥胖因素、多囊卵巢疾病、吸烟状况、钙摄入不足、慢性高血压病史、妊娠间隔时间、辅助生殖等有关。

2.药物预防

对于用药物是否可预防妊娠期高血压疾病的发生尚未达成共识。目前预防性用药主要集中在钙剂、抗氧化药以及抗凝药物上。

(1)补充钙剂。很多来自不同国家的小样本单中心随机对照双盲试验认为孕妇孕期补充钙可以降低妊娠期高血压疾病的发生率。建议孕妇每日补钙 $1\sim 2g$ 升高血清钙含量,降低细胞内钙离子浓度,进而松弛平滑肌,预防血压升高。但是美国食品及药物管理协会一项大样本研究表明补充钙剂对降低妊娠期高血压疾病发病率作用不肯定。世界卫生组织一项随机研究结果则认为每天补充钙剂 $1\sim 1.5g/d$ 不能预防先兆子痫的发生,但是可能降低先兆子痫患者病情的严重程度,从而降低母儿的病死率,同时认为补钙仅对降低摄钙较低人群发病率有效。

(2)抗氧化剂(维生素 C 及维生素 E 等)。鉴于对氧化应激学说的认识,有学者推测在孕期补充维生素 C 和维生素 E 可能降低妊娠期高血压疾病的发生,并进行相关研究,部分早期文献报道补充维生素 C 和维生素 E 可降低子痫前期的发病率,但是近期研究孕期补充维生素 E 及维生素 C 预防子痫前期的发生作用甚微,Polyzos NP 的一项文献回顾性综述认为补充维生素 E 和维生素 C 预防妊娠期高血压的作用甚小,因此对于抗氧化剂能否预防高血压疾病并不确定,需进一步研究加以证实,但是对于摄入新鲜蔬菜及水果较少的孕妇,补充维生素 C 是积极可行的。

(3)阿司匹林。阿司匹林通过抑制环氧合酶(Cox)阻断花生四烯酸,减少 TXA2 生成而发挥抗血小板聚集作用,同时,有研究证实阿司匹林可以提高血液中 IL-3 含量,有利于胎盘滋养细胞的增生和侵蚀。自 20 世纪 70 年代开始,大量早期的小样本随机安慰剂对照实验表明,小剂量阿司匹林可降低子痫前期的发生率。Askie 等进行的一项 Meta 分析研究有历史风险因素(前次子痫前期、慢性高血压、糖尿病等)的孕妇,使用小计量阿司匹林可显著降低围生儿病死率及子痫前期、自发性早产的发生率,胎儿平均出生体重增加,且不增加胎盘早剥的发生率。但近来大规模的多中心实验并不支持该结论,Lisa 等认为补充阿司匹林不能减少子痫前期的发生,对改善围生儿结局的作用甚微,同时存在孕期及分娩时母胎出血的风险。目前普遍接受的观点是:不支持常规应用阿司匹林预防妊娠期高血压,但是对于已经诊断易栓症的初产妇、有易栓史的准备或者已经再次妊娠的孕妇以及有历史性风险因素的孕妇应该在孕前或早期妊娠即开始使用低剂量阿司匹林。孕期使用阿司匹林的不良反应主要是母胎出血、胎盘早剥和胎儿出生缺陷。目前研究表明:小剂量阿司匹林($60\sim 150mg/d$)对母胎都是安全的,但 $>150mg/d$ 的剂量安全性尚不肯定。

(二)预测

在妊娠期高血压发病之前或者临床早期如能及时采取措施,可能阻止子痫前期的发生或逆转其病理改变,因此,早期预测和诊断显得尤为重要,建立准确并行之有效的子痫前期早期预测指标成为当前妊娠期高血压防治工作中的重点和难点。子痫前期的症状和体征多出现在妊娠中晚期,但是其病理改变却在妊娠 8～18 周就已经发生,这些改变可以在一些生化和生理指标上反映,因此这些生理和生化指标就有可能成为其预测指标。目前临床常用的实验室指标以及近年来研究新进展主要有以下方面。

1.实验室生化指标

(1)血液流变学试验:低容量及血液黏度是发生妊娠期高血压的基础,在孕 24～26 周测量血细胞比容>0.35;全血黏度>3.6;血浆黏度>1.6 提示有疾病前期倾向,另外有研究报道,利用心血管血流参数无损伤检测仪检测发现,在子痫前期血压升高之前平均动脉压(MAP)增加、外周阻力(TPR)增加、血管顺应性(AC)下降、血液黏度增加。

(2)血小板内游离钙离子浓度及尿钙排出量:子痫前期患者存在一种细胞内钙超载的趋势,游离钙升高,血清钙降低。血小板内游离钙离子浓度≥160nmol/L 者,发生妊娠期高血压综合征的风险为 65.8%,血小板内游离钙离子浓度<160nmol/L 者为 7.2%。以血小板内游离钙离子浓度≥160nmol/L 为预测值,孕 25～30 周时其敏感性为 87.2%,特异性为 89.2%,阳性预测值为 70%,阴性预测值为 89.3%。所以认为妊娠中晚期血小板内游离钙离子浓度是预测妊娠高血压疾病的较可靠指针。妊娠妇女肾小球钙滤过率增加,尿钙排出量增加至孕晚期达高峰,子痫前期患者,肾小球滤过率降低,尿钙排出量显著降低,且发生在子痫前期症状出现之前,因此可作为子痫前期的预测指标。

(3)血 HCG 及甲胎蛋白(AFP):妊娠期高血压患者子宫胎盘血流减少引起绒毛细胞大量增生使血 HCG 水平升高。一项回顾分析认为当血 HCG 二倍于正常孕妇同期 HCG 中位数时,其预测妊娠期高血压的特异性高,因此妊娠中期血 HCG 水平可作为预测妊娠期高血压疾病的指标之一。但有部分学者对此持否定观点。Audibert 等则对 2615 例孕妇在孕中期结合 HCG、AFP 和多普勒超声进行了子痫前期的预测性研究,表明后期发生子痫前期的孕妇血清 HCG 和 AFP 比正常妊娠的孕妇显著增高,升高的 HCG 和 AFP 分别结合异常的子宫动脉多普勒超声进行预测,其阳性预测值为 25% 和 21%。因此,在发现母血清 HCG 或 AFP 异常时应及时给予子宫动脉多普勒超声监测,从而早期预防子痫前期的发生。

(4)血浆标准蛋白 Fn 测定:Fn 是一种高分子糖蛋白,其血浆水平反映血管内皮细胞损伤情况。有研究发现,发生子痫前期的孕妇早在孕 9～12 周 Fn 水平就有显著性升高,敏感度、特异度、阳性预测值、阴性预测值分别为 73%、87%、29% 和 98%。Fn 在子痫前期出现症状前就升高证实了该病由内皮损伤的假设。

(5)胎盘生长因子(PLGF):PLGF 主要由滋养细胞合成;诱导内皮细胞增殖、移行,增强内皮生长因子活性,促进滋养细胞增殖;缺氧下调其表达。子痫前期症状出现前 PLGF 有轻到中度下降。当还无肾小球疾病引起的蛋白尿时,PLGF 很容易通过肾小球滤过到尿。Levine 等研究发现,尿中 PLGF 在发生高血压和蛋白尿前即有减少,正常血压组尿 PLGF 在早中孕时升高,29～32 周达高峰,随后下降;病例组发生子痫前期前,在 25～28 周 PLGF 即开始明显下降。子痫前期组出现症状后尿 PLGF 为 32ng/L,而相同胎龄对照组为 234ng/L。中孕尿

PLGF水平降低与继发子痫前期有很大联系,可考虑将其用于预测妊娠期高血压疾病。

2.无创性生物物理预测方法

传统以平均动脉压(MAP)翻身试验(ROT)或体质指数(BWI)等方法预测妊娠期高血压,目前仍有一定的临床意义,但均有其局限性。目前不少学者致力于研究更准确、更先进的预测手段。

(1)妊娠期高血压疾病监测仪:监测仪根据阻力波形变化先于血压变化原理,在症状出现前即检测出孕妇血流和外周血管阻力的改变。对检测到的孕妇桡动脉脉搏波进行分析,能够快速、安全、可靠、无损伤和连续动态地测出有关心功能等一系列参数,从而反映出孕妇左心泵功能及血管状态。用波形系数、外周阻力、心脏指数等参数作为预测指标筛选出高危人群。因其无创伤、简便、孕产妇易接受等优点,现在国内已广泛使用,预测符合率可达55.3%。

(2)子宫动脉血流动力学检测:发生子痫前期时,由于胎盘的病理改变使得子宫动脉血管阻力增加、胎盘的血流灌注减少,从而导致持续的子宫胎盘血流高抵抗。大部分非孕和早孕妇女存在子宫动脉舒张早期切迹波形,但在正常妊娠中期消失。舒张期切迹与动脉壁的顺应性有关,舒张期切迹的出现或持续存在表明动脉壁出现了异常情况。子痫前期孕妇子宫动脉多普勒超声波形可表现为以搏动指数(PI)和阻力指数(RI)形式反映出的高阻抗,一侧或两侧子宫动脉舒张早期切迹。这些病理波形可能在其临床症状出现前就可发现,因此具有一定的预测价值。Axt等对52例高风险孕妇(存在基础高血压、有既往患子痫前期史等)在其孕19~26周时进行了子宫动脉多普勒超声检查。以RI值>0.58和RI值>0.7分别为界值预测该疾病得到的敏感度、特异度、阳性预测值、阴性预测值分别为50%和25%、75%和96%、14%和33%以及95%和94%,以双侧和单侧子宫动脉舒张期切迹为预测指标得到的敏感度、特异度、阳性预测值、阴性预测值分别为25%和75%、71%和49%、7%和11%以及92%和96%。

(3)胎儿血流动力的超声检测:脐动脉SD比值反映胎儿末梢循环阻力及胎盘血流灌注情况,对胎儿宫内情况有预测性。目前国内外均以SD 3.0作为妊娠期高血压疾病的警戒值。此外,胎儿大脑中动脉、肾动脉及腹主动脉血流阻力在妊娠期高血压疾病时均有不同程度的增高。因此,联合监测在预测妊娠期高血压疾病方面有一定价值。

(4)胎儿静脉导管血流动力学:胎儿静脉导管位于胎儿肝内,连接脐静脉和下腔静脉。Yazicioglu等认为存在异常静脉导管多普勒结果的孕妇有更高的可能性发生子痫,联合不同孕期生化指标的异常变化可能对于妊娠期高血压疾病有较好的预测价值。

第七节　前置胎盘

前置胎盘是妊娠晚期严重威胁母婴安全的并发症之一,也是导致妊娠晚期阴道出血的最常见原因。1683年Portal首次描述了前置胎盘,1709年Schacher通过尸体解剖首次演示了胎盘和子宫准确的关系。其发生率国外资料报道为3%~5%,美国2003年出生统计数据表明前置胎盘的发生率是 1/300;Crane 等 1999 年对 93000 例分娩患者进行统计发现前置胎盘的发生率约为 1/300。美国 Parkland 医院 1998～2006 年分娩量为 280000 例,前置胎盘的发生率约为 1/390。国内资料报道为 0.24%～1.57%,且随着剖宫产率的升高而上升,我院近 5 年的发生率为 3.15%。

【定义和分类】

胎盘的正常附着位置在子宫体的后壁、前壁或侧壁,远离宫颈内口。妊娠 28 周后,胎盘附着于子宫下段,其至胎盘下缘达到或覆盖宫颈内口,其位置低于胎先露部,称为前置胎盘。根据胎盘下缘与宫颈内口的关系,将前置胎盘分为 4 类:

1. 中央性前置胎盘

胎盘组织完全覆盖宫颈内口。

2. 部分性前置胎盘

胎盘组织部分覆盖宫颈内口。

3. 边缘性前置胎盘

胎盘边缘到达宫颈内口,但未覆盖宫颈内口。

4. 低置胎盘

胎盘附着于子宫下段,其边缘非常接近但未达到宫颈内口。

另有学者根据足月分娩前 28 天以内阴道超声测量胎盘边缘距宫颈内口的距离进行分类,从而对于分娩方式给予指导:①距宫颈内口 20mm 以外:该类前置胎盘不一定是剖宫产的指征;②距宫颈内口 11～20mm:发生出血和需要剖宫产的可能性较小;③距宫颈内口 0～10mm:发生出血和需要剖宫产的可能性较大;④完全覆盖子宫内口:需要剖宫产。需要指出的是,胎盘下缘和子宫内口的关系可随着宫口扩张程度的改变而改变,如宫口扩张前的完全性前置胎盘在宫口扩张 4cm 时可能变成部分性前置胎盘,因为宫口扩张超过了胎盘边缘。

【母婴影响】

1. 对母亲的影响

前置胎盘是导致产后出血的重要原因之一,由于前置胎盘患者子宫下段缺乏有效收缩,极易发生产后出血并难以控制,同时前置胎盘常合并胎盘植入,并发胎盘植入进一步增加出血的风险和出血量。尽管 20 世纪后半期前置胎盘引起的孕妇死亡率显著降低,但前置胎盘仍是引起孕产妇死亡的重要原因。Oyelese 和 Smulian 报道前置胎盘孕产妇的死亡率为 30/100000。前置胎盘的胎盘剥离面位置低,细菌易经阴道上行侵入,加之多数产妇因失血而导致机体抵抗力下降,易发生产褥感染。

2. 对围产儿的影响

早产是前置胎盘引起围产儿死亡的主要原因。美国 1997 年出生和婴儿死亡登记显示,合并前置胎盘新生儿死亡率增加 3 倍,这主要是由于早产率的增加。另一项大规模试验报道即使足月分娩新生儿死亡率仍相对增加,这些风险部分与 FGR 和产前无产检有关。Crane 等发现先天性畸形的增加与前置胎盘有关,通过对孕妇年龄和不明因素控制,他们发现合并前置胎盘时发生胎儿先天性异常的风险增加了 2.5 倍。

【高危因素】

1.既往剖宫产史

剖宫产史是前置胎盘发生的独立风险因子,但具体原因不详。Miller 等对 150000 例分娩病例进行研究发现,有剖宫产史的妇女发生前置胎盘的风险增加了 3 倍,且风险随着产次和剖宫产的次数增加。有学者报道一次剖宫产后的发生率为 2%,2 次剖宫产后的发生率为 4.1%,3 次剖宫产后的发生率则为 22%。同时,瘢痕子宫合并前置胎盘还增加了子宫切除的风险,Frederiksen 等报道多次剖宫产合并前置胎盘的子宫切除率高达 25%,而单次剖宫产史合并前置胎盘的子宫切除率仅为 6%。

2.人工流产史

有报道显示人工流产后即妊娠者前置胎盘发生率为 4.6%。人工流产、刮匙清宫、吸宫、宫颈扩张均可损伤子宫内膜,引起内膜瘢痕形成,再受孕时蜕膜发育不良,使孕卵种植下移;或因子宫内膜血供不足,为获得更多血供及营养,胎盘面积增大而导致前置胎盘。流产次数愈多,前置胎盘发生率愈高。

3.年龄与孕产次

孕妇年龄与前置胎盘的发生密切相关。小于 20 岁前置胎盘的发生率是 1/1500,年龄超过 35 岁前置胎盘的发生率是 1:100。原因可能与子宫血管系统老化有关。经产妇、多产妇与前置胎盘的发生也有关。Babinszki 等发现妊娠次数≥5 次者前置胎盘的发生率为 2.2%。Ananth(2003)等也报道多胎妊娠前置胎盘的发生率较单胎妊娠高 40%。

4.两次妊娠相隔

妊娠的间隔时间也与前置胎盘的发生有关。研究发现分娩间隔超过 4 年与前置胎盘的发生有关。可能由于年龄的增加引起了子宫瘢痕形成或血管循环较差。

5.不良生育史

有前置胎盘病史的妇女下次妊娠复发的风险增加 10 倍。这可能与蜕膜血管化缺陷有关。胎盘早剥与前置胎盘也有一定关系,有胎盘早剥病史的妇女发生前置胎盘的风险增加了两倍。

6.胎盘面积过大和胎盘异常

胎盘形态异常是前置胎盘发生的高危因素。在双胎或多胎妊娠时,胎盘面积较单胎大常侵入子宫下段。胎盘形态异常主要指副胎盘、膜状胎盘等,副胎盘的主胎盘虽在宫体部,而副胎盘则可位于子宫下段进宫颈内口处;膜状胎盘大而薄,直径可达 30cm,能扩展到子宫下段,其原因与胚囊在子宫内膜种植过深,使包蜕膜绒毛持续存在有关。

7.吸烟

Williams 等(1991)发现吸烟女性前置胎盘风险增加了 2 倍。可能是一氧化碳导致胎盘代偿性肥大,或者蜕膜的血管化作用缺陷导致子宫内膜炎症,或者萎缩性改变参与前置胎盘的形成。

8.辅助生育技术

与自然受孕相比人工助孕前置胎盘发生风险增加6倍,曾自然受孕再次人工辅助生育者,则前置胎盘风险增加3倍。

9.前置胎盘还与男性胎儿有关,前置胎盘在男性胎儿的早产中较多见,原因可能与母体激素或者早熟有关。

【发病机制】

正常情况下孕卵经过定位、黏着和穿透3个阶段后着床于子宫体部及子宫底部,偶有种植于子宫下段;子宫内膜迅速发生蜕膜变,包蜕膜覆盖于囊胚,随囊胚的发育而突向宫腔;妊娠12周左右包蜕膜与真蜕膜相锲而逐渐融合,子宫腔消失,而囊胚发育分化形成的羊膜、叶状绒毛膜和底蜕膜形成胎盘,胎盘定位于子宫底部、前后壁或侧壁上。如在子宫下段发育生长,也可通过移行而避免前置胎盘的发生。但在子宫内膜病变或胎盘过大时,受精卵种植于下段子宫,而胎盘在妊娠过程中的移行又受阻,则可发生前置胎盘。

有关胎盘移行其实是一种误称,因为蜕膜通过绒毛膜绒毛侵入到宫口两边并持续存在,低置胎盘与子宫内口的移动错觉是因为在早期妊娠时无法使用超声对这种三维形态进行精确的定义。

【临床表现】

1.症状

典型表现是妊娠中晚期或临产时发生无诱因、无痛性反复阴道流血,阴道流血多发生于28周以后,也有将近33%的患者直到分娩才出现阴道流血。胎盘覆盖子宫内口,随着子宫下段形成和宫口的扩张不可避免地会发生胎盘附着部分剥离,血窦开放出血。而子宫下段肌纤维收缩力差,不能有效收缩压闭开放的血窦致使阴道流血增多。第一次阴道流血多为少量且通常会自然停止但可能反复发作,有60%的患者可出现再次出血。阴道流血发生时间的早晚、反复发生的次数、出血量的多少与前置胎盘的类型有很大关系。完全性前置胎盘往往出血时间早,在妊娠28周左右,反复出血的次数频繁,量较多,有时一次大量出血即可使患者陷入休克状态;边缘性前置胎盘初次发生较晚,多在妊娠37~40周或临产后,量也较少;部分性前置胎盘初次出血时间和出血量介于上述两者之间。

2.体征

反复多次或者大量阴道流血,胎儿可发生缺氧、窘迫甚至死亡。产妇如大量出血时可有面色苍白,脉搏微弱,血压下降等休克征象。腹部检查:子宫大小与停经周数相符,先露部高浮,约有15%并发胎位异常,以臀位多见,可在耻骨联合上方听到胎盘杂音。

【诊断】

依据患者高危因素和典型临床表现一般可以对前置胎盘及其类型做出初步判断。但是,准确诊断需要依据:

1.超声检查

是目前诊断前置胎盘的主要手段。1966年Gottesfeld等首次通过超声对胎盘位置进行定位。最简单、安全和有效检查胎盘位置的方法是经腹超声,准确率可达 98%。运用彩色多普勒超声可预测前置胎盘是否并发胎盘植入,彩超诊断胎盘植入的图像标准主要是胎盘后间隙消失或(和)胎盘实质内有丰富的血流和血窦,甚至胎盘内可以探及动脉血流。1969 年 Kratochwil 首次应用阴道超声进行胎盘定位。经阴道超声可以从本质上改善前置胎盘诊断的准确率。尽管在可疑的病例中将超声探头放入阴道看似很危险,但其实是很安全的。Rani 等对经腹超声已经诊断为前置胎盘的 75 例患者进行会阴超声检测,经分娩验证有前置胎盘的 70 例患者中发现了 69 例,阳性预测值为 98010,阴性预测值为 100%。阴道超声诊断优势包括:门诊患者的风险评估、阴道试产选择和胎盘植入的筛查。另外,与前置胎盘密切相关的前置血管最初定位于子宫下段,通过阴道超声也能排除。使用阴道超声对产前出血进行检测应当成为常规。

2.磁共振成像

很多研究报道使用磁共振可以辅助诊断前置胎盘,尤其在诊断后壁胎盘时较超声更具有意义,因为超声很难清晰显示并评价子宫后壁的情况。由于价格昂贵等原因近期使用 MR 成像代替超声检查尚不大可能。

3.产后检查胎盘及胎膜

对于产前出血患者,产后应仔细检查娩出的胎盘,以便核实诊断。前置部位的胎盘有紫黑色陈旧血块附着,若胎膜破口距胎盘边缘距离＜7cm 则为部分性前置胎盘。

【鉴别诊断】

前置胎盘在孕中期主要与前置血管、宫颈疾病引起的出血相鉴别,孕晚期主要与胎盘早剥相鉴别。这些通过病史、临床表现和 B 超检查一般不难鉴别。

【治疗】

处理原则包括抑制宫缩、止血、纠正贫血和预防感染。具体处理措施应根据阴道出血量、孕周、胎位、胎儿是否存活、是否临产及前置胎盘的类型等综合考虑做出决定。

1.期待疗法

指在保证孕妇安全的前提下积极治疗、尽量延长孕周以提高围生儿存活率。适用于妊娠＜34 周、胎儿存活、阴道流血量不多、一般情况良好的患者。在某些情况下如有活动性出血,住院观察是理想的方法。然而在大多数情况下,当出血停止、胎儿健康、孕妇可出院观察,门诊监测并定期复查彩超监测胎儿的生长情况。但这些患者和家属必须了解可能出现的并发症并能立即送孕妇到医院。Wing 等将在家卧床休息与住院治疗的孕 24～36 周前置胎盘出血的孕妇比较发现,孕妇和围生期结局相似,但却节省了费用。期待疗法的措施包括以下方面:

(1)一般处理:多左侧卧位休息以改善子宫胎盘血液循环,定时间断吸氧(3 次/d,30min/次)以提高胎儿血氧供应,密切观察每日出血量,密切监护胎儿宫内情况。

(2)纠正贫血:给予补血药物如多糖铁复合物口服,当患者血红蛋白＜80g/L 或血细胞比容＜30%,应适当输血以维持正常血容量。

(3)抑制宫缩:在期待过程中应用宫缩抑制剂可赢得时间,为促胎肺成熟创造条件,争取延长妊娠 24～72h。可选用的药物包括硫酸镁、利托君等。

（4）促胎肺成熟：若妊娠＜34 周，可应用糖皮质激素促胎肺成熟。常用地塞米松 5～10mg，肌内注射，2 次/d，连用 2d。紧急情况下，可羊膜腔内注入地塞米松 10mg。糖皮质激素最佳作用时间为用药后 24 小时到 1 周，即使用药后不足 24h 分娩，也能一定程度地减少新生儿肺透明膜病、早产儿脑室出血的发生率并降低新生儿死亡率。

2.终止妊娠

保守治疗成功后，应考虑适时终止妊娠。研究表明，与自然临产或大出血时紧急终止妊娠相比，在充分准备下择期终止妊娠的母儿患病率和病死率明显降低。

（1）终止妊娠指征：孕周达 36 周以上，且各项检查提示胎儿成熟者；孕周未达 36 周，但出现胎儿窘迫征象者，孕妇反复发生多量出血甚至休克者，无论胎儿是否成熟，为保证母亲安全均应终止妊娠。

（2）剖宫产：所有前置胎盘的孕妇都应该剖宫产终止妊娠，除非边沿性前置胎盘产程进展顺利，胎头下降压迫胎盘没有活动性出血者。如果病情稳定则在孕 35～36 周羊膜腔穿刺提示胎肺已成熟情况下可行择期剖宫产。

1）术前准备：应做好一切抢救产妇和新生儿的人员和物质准备，向家属交代病情，准备好大量的液体和血液，至少建立 2 条以上畅通的静脉通道。

2）切口选择：子宫切口的选择应根据胎盘附着部位而定，若胎盘附着于子宫后壁，选子宫下段横切口；附着于侧壁，选偏向对侧的子宫下段横切口；附着于前壁，根据胎盘边缘位置，选择子宫体部或子宫下段纵切口。无论选择哪种切口均应尽量避开胎盘。

3）止血措施：①胎儿娩出后，立即从静脉和子宫肌壁注射缩宫素各 10U，高危患者可选用欣母沛 250μg 肌内注射或子宫肌壁注射。②如果无活动性出血，可等待胎盘自然剥离；如有较多的活动性出血，应迅速徒手剥离胎盘，并按摩子宫促进宫缩，以减少出血量。③胎盘附着部位局限性出血可以加用可吸收缝线局部"8"字缝合，或者用止血纱布压迫；如果仍然出血，子宫收缩乏力，宫腔血窦开放，则需要用热盐水纱布填塞宫腔压迫止血。1989 年 Druzin 报道子宫下段宫腔填塞纱布能够有效止血，纱布在填塞 12 个小时后自阴道取出。④对少部分浅层植入、创面不能缝扎止血者，应迅速缝合子宫切口以恢复子宫的完整性和正常的解剖位置，促进宫缩。⑤活动性出血严重，采用上述方法均不能止血者，可行子宫动脉或髂内动脉结扎；对肉眼可见的大面积胎盘植入无法剥离者，应该当机立断行子宫切除术。

（3）阴道分娩：边缘性前置胎盘和低置胎盘、枕先露、阴道流血不多、估计在短时间内能结束分娩者，可以试产。可行人工破膜，让胎头下降压迫胎盘前置部分止血，并可促进子宫收缩加快产程。若破膜后胎头下降不理想、产程进展不良或仍然出血者，应立即改行剖宫产。阴道分娩时如果胎盘娩出困难禁止强行剥离。

【胎盘植入和凶险性前置胎盘】

1.胎盘植入

胎盘植入是由于子宫底蜕膜发育不良，胎盘绒毛侵入或穿透子宫肌层所致的一种异常的胎盘种植。按植入程度不同,可分为侵入性胎盘:胎盘绒毛进入蜕膜基底层;植入性胎盘:胎盘绒毛侵入子宫肌层;穿透性胎盘:胎盘组织侵入邻近器官。按胎盘植入面积不同,可分为完全性和部分性植入。文献报道胎盘植入的发生率 0.001% ～ 0.9%,发生率的变化取决于胎盘植入的诊断标准(临床或者组织病理学的诊断)和所研究人群。与 1950 年报道的数据相比,近年来胎盘植入的发生率增加了将近 10 倍,原因可能由于剖宫产率的增加。

胎盘植入的风险因子包括孕妇年龄≥35 岁、子宫瘢痕、黏膜下肌瘤、宫腔粘连综合征、剖宫产再次妊娠间隔时间短和胎儿性别。前置胎盘并发胎盘植入的概率为 1.18% ～ 9.3%。胎盘植入的一些风险因子和并发症可能导致两者共存。

由于胎盘植入可发生致命性大出血,危及产妇生命,所以对胎盘植入的关键是控制出血。方法包括子宫切除和保留子宫的保守治疗方法。

2.凶险性前置胎盘

1993 年 Chattopadhyay 首先将前次剖宫产,此次为前置胎盘者定义为凶险型前置胎盘。凶险型前置胎盘可包括以下几种情况:①有剖宫产史的中央性前置胎盘,且胎盘主体在子宫前壁;②年龄＞35 岁,有多次流产史,彩超高度怀疑胎盘植入者;③超声显示胎盘面积较大,胎盘"端坐"子宫颈口上方,附着于子宫下段前后左右壁,宫颈管消失者;④剖宫产术中见子宫下段饱满,整个子宫下段前壁及两侧壁血管怒张明显者。凶险型前置胎盘产前出血量与普通型前置胎盘无差别,但产后出血量及子宫切除率却大大增加。据报道其剖宫产术中平均出血量高达 3000ml 以上,甚至可达 10000ml 以上,子宫切除率也高达 50% 以上。

凶险型前置胎盘在终止妊娠时要注意:①安排有丰富经验的产科医生上台手术,并有优秀的麻醉医生在场;②要有良好的医疗监护设备,建立两条以上畅通的静脉通道及配备大量的血源(至少 3000ml 以上);③此类孕妇多数要行子宫切除术,医患双方要有思想准备,术前应向孕妇及家属充分告知风险;④当出现不可控制的大出血时,子宫切除的抉择应当机立断。

第五章　难　产

第一节　产力异常性难产

【概述】

分娩指妊娠满 28 周(196 日)及以上,胎儿及其附属物从临产开始到全部从母体娩出的过程。影响分娩的主要因素为产力、产道、胎儿及精神心理因素,这些因素在分娩过程中相互影响。任何一个或一个以上的因素发生异常以及四个因素间相互不能适应,而使分娩进展受到阻碍,称为异常分娩,又称难产。产妇的精神心理因素能够影响机体内部的平衡、适应力和健康,使产力、产道和胎儿三方面发生异常而导致难产的发生,所以在传统的意义上还是将难产分为:产力异常引起的难产、产道异常引起的难产、胎位异常引起的难产和胎儿发育异常引起的难产。产力是指将胎儿及其附属物从子宫腔内排出体外的力量。产力包括子宫收缩力、腹压和提肛肌的收缩。其中子宫收缩力贯穿分娩全过程,在分娩过程中,子宫收缩的节律性、对称性及极性不正常或强度、频率有改变,称为子宫收缩力异常,简称产力异常。子宫收缩力异常临床上分为子宫收缩乏力(简称宫缩乏力)和子宫收缩过强(简称宫缩过强)两类,每类又分为协调性子宫收缩和不协调性子宫收缩。

【流行病学】

难产是比较常见的产科病理,其发生率在世界各地很多地方都呈逐年上升的趋势,其中产力异常性难产,使用催产素加速产程尤为常见。1980 年国内 35 个医院报道在 57 002 例初产妇、单胎中有 10 448 例(18.33%)被诊断为难产,12.56% 是头位(头位难产)。美国的初产剖宫产率在 1998 年为 14.9%,50% 初产妇剖宫产的指征是难产。而到了 2005 年,剖宫产率超过 30%(逐年上升创历史最高,Martin 等 2007 年报道)。美国妇产科学会 2003 年的报道,有 60% 的剖宫产的诊断为难产。其中根据美国国立死亡统计中心的资料所述,1995 年分娩人数为 39 000 000,其中 34% 的孕妇涉及引产和加速产程的情况(Venture 等,1997),而此数字亦从 1989 年的 20% 增加到 2002 年的 38 010(Martin 等,2003)。在 Parkland 医院约有 35% 的产程是由缩宫素引产和加速产程的。在 Alabama 大学的 Birmingham 医院,从 1996 年到 1997 年有 17 000 名孕妇分娩,其中 35% 的妇女予缩宫素加速产程。

【病因】

产力是一种肌肉活动,其中最重要的是子宫肌活动,现代妇产科分娩动因方面研究显示子宫肌活动的调节包括:神经调节、激素及受体的调节、旁分泌与自身分泌因子的调节、机械性调

节、代谢性调节和子宫平滑肌细胞膜离子通道对子宫收缩的调节。因此,产力异常的原因归纳为以下三方面:

1.子宫肌源性

(1)子宫肌壁过度膨胀,使子宫肌纤维过度伸长而收缩能力减弱,如多胎妊娠、羊水过多、巨大儿等。

(2)子宫结构异常,如子宫畸形(双子宫、单角子宫等)造成宫缩不协调;子宫发育不良、幼稚性子宫则因肌纤维、神经分布异常,肌肉数目少,弹性差,容易引起子宫收缩乏力;而子宫肌瘤因肌核的存在,可直接影响子宫的收缩力量及阻断子宫收缩波的扩展。

(3)多产妇曾患过子宫感染,使子宫肌壁发生纤维变性,因而不能推动正常收缩功能,致使产力异常。

(4)绒毛膜羊膜炎,感染本身在异常子宫活动的产生中扮演重要角色。Satin(1992)在266例妊娠妇女研究中显示约40%需要缩宫素刺激宫缩的妇女发生绒毛膜羊膜炎。

2.神经源性

子宫受交感神经和副交感神经的支配。交感神经使子宫肌兴奋,促进子宫肌和子宫血管收缩;副交感神经则抑制,并使子宫血管扩张。

(1)精神因素:宫缩乏力多发生于初产妇,尤其高龄初产,对正常分娩活动缺乏理解,思想有顾虑或恐惧,临产后精神过度紧张,致使大脑皮层抑制,从而影响子宫正常收缩。此外,对疼痛耐受力差、睡眠减少等,同样可导致宫缩乏力。

(2)头盆不称和胎儿位置异常:先露部不能紧贴子宫下段和宫颈,不能刺激子宫阴道神经丛而引起有力的反射性子宫收缩,导致继发性宫缩乏力。一般多见于头盆不称、先露部浮动、臀先露、横位、前置胎盘等(膀胱长时间胀满也可致宫缩乏力)。

(3)药物影响:临产后使用大剂量镇静剂、镇痛剂及麻醉药,如吗啡、氯丙嗪、硫酸镁、苯巴比妥钠等,可以使宫缩受到抑制。Shama和Leveno(2000)的研究发现硬膜外麻醉可能会延长产程,但不增加剖宫产率的发生。

3.激素及电解质

影响子宫收缩和舒张功能的激素很多,大致可分三类:a.兴奋性激素、抑制性激素和具双重作用的激素,其中兴奋性的激素有:前列腺素、缩宫素和内皮素等;b.抑制性激素有:黄体酮、松弛素、β-内啡肽和甲状旁腺相关蛋白等;c.双重作用的激素有:雌激素、胎盘促肾上腺皮质激素释放激素等。钙离子通道的激活是子宫收缩的必要条件,很多调节子宫收缩或舒张的物质就是通过这条途径对子宫活动进行调节的。

(1)体质与内分泌失调:产妇合并有急慢性疾病,体弱,身体过于肥胖或瘦小,妊娠晚期产妇体内雌激素、缩宫素、前列腺素、乙酰胆碱不足,或孕激素水平下降缓慢,以及子宫对乙酰胆碱敏感性减低等,均可影响子宫肌兴奋域而影响子宫收缩。

(2)电解质及代谢紊乱:电解质浓度如钾、钠、钙、镁等异常,可影响子宫肌肉的兴奋域,而影响收缩功能。滞产后引起的电解质、蛋白质及酶类的新陈代谢障碍可加重子宫收缩乏力。

【临床表现及诊断】

(一)产程异常

产程是一动态过程。其特征是宫缩频率和强度逐渐增加,持续时间逐渐延长,使得宫颈逐渐展平,宫口进行性扩张,胎头沿产道不断下降。Friedman 在其有关分娩的论文中指出:除宫颈扩张和胎头下降,似乎没有哪种临产特征对监测产程有用。因此正常分娩产程的划分最常引用的定义来自其研究资料,使用检查宫颈扩张和先露下降的方法估计产程进展。可见,产程异常既是难产的临床表现也是难产的结果,更是难产重要的诊断依据。

1.临产的诊断

临产开始的标志为规律且逐渐增强的子宫收缩,持续 30 秒或 30 秒以上,间歇 5~6 分钟(每 10 分钟 1~2 次),并伴随进行性宫颈管消失、宫口扩张和胎先露部下降。临产的诊断非常关键,错误的诊断可导致无根据的、危险的干预。

2.宫缩乏力导致的产程异常

(1)潜伏期延长:从临产规律宫缩开始至宫口扩张 3cm 称为潜伏期。初产妇潜伏期正常约需 8 小时,最大时限 16 小时,超过 16 小时(经产妇 14 小时)称为潜伏期延长。

(2)活跃期延长:从宫口扩张 3cm 开始至宫口开全为活跃期。初产妇活跃期正常约需 4 小时,最大时限 8 小时,若超过 8 小时,而宫口扩张速度初产妇<1.2cm/h,经产妇<1.5cm/h,称为活跃期延长。

(3)活跃期停滞进入活跃期后,宫口不再扩张 2 小时以上,称为活跃期停滞。世界卫生组织为发展中国家设计的产程图标准为潜伏期不超过 8 小时,活跃期宫颈扩张速度不低于 1cm/h,并建议设立警戒线和处理线。

(4)第二产程延长:第二产程初产妇超过 2 小时、经产妇超过 1 小时尚未分娩,称为第二产程延长。硬膜外麻醉,使得大多数孕妇第二产程延长,这一数据表明当局部麻醉时,第二产程允许多加 1 小时,这一报道也影响了 1995 年美国妇产科学会(1995)修改先前有关第二产程持续时间的规定,在硬膜外麻醉时其上限均可额外增加 1 小时。最近研究表明第二产程超出这些时间限制时并不对新生儿的预后产生不利影响,但是经阴道分娩的可能性却降低。

(5)第二产程停滞:第二产程达 1 小时胎头下降无进展,称为第二产程停滞。

(6)胎头下降延缓:活跃期晚期及第二产程,胎头下降速度初产妇<1.0cm/h,经产妇<2.0cm/h,称为胎头下降延缓。

(7)胎头下降停滞:活跃期晚期胎头停留在原处不下降达 1 小时以上,称为胎头下降停滞。

(8)滞产:总产程超过 24 小时。

3.宫缩过强导致的产程异常

急产:宫口扩张速度>5cm/h(初产妇)或 10cm/h(经产妇)。总产程<3h 结束分娩。

(二)宫缩异常

产力异常性难产除了表现出难产的特点外最重要的表现是出现异常的产力,产力包括宫缩力及腹压(包括肛提肌的收缩)两部分,宫缩力主要促进子宫颈口开大及胎头下降,其作用贯穿分娩全过程。而腹压和肛提肌的收缩则主要帮助胎儿娩出,所以又称辅力。因此,宫缩异常是产力异常性难产诊断的重要依据。

1.监测宫缩的方法

(1)宫缩疼痛感觉:正常临产时子宫收缩疼痛是因为子宫收缩牵伸子宫颈和产道的关系。每次子宫收缩的疼痛感觉比临床上所触知的子宫收缩时间要短,实际上,每次子宫收缩患者疼痛只有 30 秒,而临床上触摸子宫收缩约为 70 秒。

(2)触摸宫缩:子宫收缩开始的 0~2.67kPa(0~20mmHg)是不痛的,也不能在腹部摸到,所触摸到子宫收缩仅 70 秒,短于真正的 200 秒(测量羊水压力所记录的子宫收缩是 200 秒),而感觉痛时羊水压力在 2.67~6.67kPa(20~50mmHg)时只有 30 秒。当子宫收缩的强度未达 5.33kPa(40mmHg),宫壁很容易被手指压下去,如超过 5.33kPa(40mmHg)时,宫壁变得很硬,手指就压不下去了。

(3)内测法:常用的是开口导管法,此法有利于科研工作,不便于普及应用,其缺点是应用时需在破膜后,无菌技术要求较高,且在胎先露入盆后导管不便插入,勉强插入会影响效果。导管本身还可被胎脂、血液及黏液等阻塞,需反复用生理盐水冲掉,故使用不便。与导管法相似者有囊球法及压力传感法。这些方法的共同点是操作麻烦,无菌要求高,不便使用。此外还有胎盘早剥、子宫穿孔等风险,国内尚未普及,国内外测法建议用于:子宫收缩触诊困难,如肥胖患者;不能确定是否需要适当增加子宫收缩力(如静脉点滴催产素)来促进产程进展的;分娩数据用于科研。美国妇产科学院(1995)同时建议,应该达到以下的标准,才能在第一产程诊断产程停滞:潜伏期已经结束,宫颈已经扩张至 4cm 或以上;10 分钟内宫缩达 200Montevideo 单位(内测法)或以上,且已经持续 2 小时,但宫颈没有变化。

(4)外测法:这是由腹壁外面间接测定宫缩压力的方法,用一特制的压力传感器作为宫缩压力探头,将其缚在产妇腹壁,宫缩时子宫凸起,腹壁随之凸起变硬,对探头产生压力,使探头传感器件发生位移而检出表示压力大小的电信号,通过仪器显示并记录下来,也就是我们平时使用的电子胎心监护仪的宫缩探头。外测法所检出的数值是相对宫缩压,不能得到真实的压力值。但它也能反映出宫缩变化的情况,如宫缩周期,持续时间及压力变化的趋势等。此法因操作简便、无损伤、不需无菌等,故被广泛使用。外监护宫缩曲线没有内监护曲线圆滑,因影响腹壁压力的各因素,如产妇呼吸及胎动等均被记录下来,故使曲线波动较大。

2.宫缩强弱的诊断标准

(1)宫缩乏力:宫缩持续时间短,间歇时间长且不规则,宫缩<2 次/10min,子宫收缩力弱,宫腔内压<2kPa,宫缩高峰时宫体隆起不明显,以手指按压宫底部肌壁仍可出现凹陷。

(2)宫缩过强:子宫收缩过频(5~6 次/10 分),收缩力过强(持续时间超过 60s)。

(3)分娩各期的宫缩强度、宫缩周期及持续时间诊断标准:国内对宫缩强度、宫缩持续时间的各种宫缩监护方法缺乏明确的诊断标准。

3.外测法宫缩异常的类型特点

由于宫缩疼痛和触摸宫缩的不准确性以及内测法使用尚未普及,现重点介绍外测法宫缩异常的特点。

异常宫缩波形:原发性宫缩乏力宫缩曲线可表现为振幅小而不规则,或宫缩周期延长,多见于宫颈管未成熟、胎头高浮、双胎及羊水过多等,在应用药物引产时也可见此类图形。

继发性宫缩乏力产程开始宫缩良好,经过数小时,宫口开大 3～4cm 后,宫缩逐渐变弱,直至消失,大多是由于胎头高浮、头盆不称、骨盆狭窄及胎头旋转异常所致。

宫缩过强表现宫缩压力大,且时有双峰出现,产程较短或发生急产,多由产道异常或胎儿因素所致。

强直性宫缩是指一次宫缩持续时间超过 2 分钟,多数发生于药物引产或乳房按摩的初期,在产程进展中,如胎先露阻力大,也可以发生这种宫缩。

高张性子宫收缩监护图表现为无明显宫缩峰,宫缩曲线也不能完全降为零点,是由于精神紧张或产道异常引起,应注意与胎盘早剥或先兆子宫破裂鉴别。

(三)各类型宫缩异常的其他临床表现

产力异常性难产除以上产程异常和宫缩异常外还伴有以下临床表现,其诊断思路如下:

1.病史要点

(1)宫缩乏力常见原因:存在头盆不称或胎位异常;子宫壁过度膨胀、子宫发育不良、子宫畸形等子宫因素;精神因素;内分泌失调因素;镇静剂等药物影响。

(2)协调性宫缩乏力属继发性,临产早期正常,在第一产程活跃期后期或第二产程时宫缩减弱,对胎儿影响不大。

(3)不协调性宫缩乏力多属原发性,为无效宫缩。产妇的自觉症状和主诉明显,如下腹部持续疼痛、拒按、烦躁不安、尿潴留等,可导致胎儿宫内窘迫。

(4)协调性宫缩过强多见于经产妇。如产道无阻力,常表现为急产。

(5)强直性子宫收缩必有外在因素。产妇因持续性腹痛表现为痛苦、烦躁不安。

(6)子宫痉挛性狭窄环也多有外在因素。产妇出现持续性腹痛,烦躁不安;产程表现常有产力好、产道无狭窄、头盆相称,却产程进展缓慢现象;第三产程常出现胎盘嵌顿。

2.查体要点

(1)协调性宫缩乏力在宫缩高峰时,宫体隆起不明显,用手指压宫底下肌壁仍可出现凹陷。

(2)不协调性宫缩乏力在部分表现为宫底部不强,而是子宫下段强,于间歇期子宫壁不完全放松,下部有压痛,胎心率不规则,宫口不能如期扩张,先露下降受阻。

(3)协调性宫缩过强的产妇宫口扩张迅速,若存在产道梗阻或瘢痕子宫,可发生病理性缩复环或子宫破裂,腹部触诊,宫体呈痉挛状态,子宫下段有明显压痛,在下腹耻骨联合上 10cm 至脐部之间可触及此环,呈一环形凹陷,并逐渐上移,腹壁薄者可以看得到。

(4)强直性子宫收缩的宫缩间歇短或无间歇,常不易查清胎位,胎心常听不清。若合并产道梗阻,可出现病理性缩复环、血尿等先兆子宫破裂征象。

(5)子宫痉挛性狭窄环:此狭窄环不随宫缩上升,腹部检查很难发现此环,手取胎盘时卡在宫颈内口触及此环。

【治疗】

出现产程异常或者产力异常,不论是原发性还是继发性,首先应寻找原因,检查有无头盆不称与胎位异常,阴道检查了解宫颈扩张和胎先露部下降情况。不管何种产力异常,若发现有头盆不称,为梗阻性原因,估计不能阴道分娩者,应及时行剖宫产术。若判断无头盆不称和胎位异常,估计能经阴道分娩者,则应按照以上的临床表现和诊断要点针对产力异常不同的分类采取相应的措施。原则上,协调性宫缩乏力以加强宫缩为主;不协调性宫缩乏力首先应该阻断不协调宫缩;协调性宫缩过强要提前做好接产准备,保护软产道及新生儿,预防产后出血;不协调性宫缩过强要注意抑制宫缩。

(一)一般治疗及心理指导治疗

对于精神过度紧张者,心理辅导,消除产妇对分娩的顾虑和恐惧,产时施行 Doula 陪伴分娩、水针减痛、分娩球的利用、专医专护一对一的产时全程陪产等服务。第一产程,消除产妇精神紧张,可以活动者适当活动,鼓励多进食,注意营养与水分的补充。自然排尿困难者,先行诱导法,无效时及时导尿,便秘者适当使用缓泻剂排空直肠大便。

(二)药物治疗

1.营养及水、电解质、酸碱平衡药物

(1)不能进食者静脉补充营养,静脉滴注 10%葡萄糖注射液 500~1000ml 内加维生素 C 2g。

(2)伴有酸中毒时应补充 5%碳酸氢钠 100~200ml。

(3)低钾血症时应给予氯化钾缓慢静脉滴注。

(4)已破膜达 12 小时者应给予抗生素预防感染。

2.镇静、镇痛药物

(1)产妇过度疲劳或出现不协调性宫缩乏力、子宫痉挛性狭窄环时,可缓慢静脉注射地西泮 10mg 或哌替啶 100mg 肌内注射,以镇静放松,有利于恢复体力,不协调性宫缩能得到纠正,若不协调性宫缩已被控制,但宫缩仍弱,可予宫缩素加强宫缩。

(2)地西泮能使宫颈平滑肌松弛,软化宫颈,促进宫口扩张,尤其适用于宫口扩张缓慢及宫颈水肿时,间隔 4~6h 可重复应用,与缩宫素联合应用效果更佳。但在分娩前 15h 内应用地西泮 30mg 以上,尤其是肌内或静脉注射,可使新生儿窒息、肌张力减退、低温、厌食、对冷刺激反应微弱并抑制代谢,因此,注意使用量不宜过大。

(3)宫缩抑制剂的使用:对于不协调性宫缩过强可给予宫缩抑制剂,如 25%硫酸镁 20ml 加入 5%葡萄糖 20ml 内缓慢静脉注射(不少于 5 分钟),或用利托君(盐酸利托君)100mg 加入 5%葡萄糖液 500ml 静脉滴注,目的是减缓子宫收缩,放松子宫张力。

3.缩宫(催产)素

(1)指征:破膜 6 小时未临产或经阴检证实无头盆不称,不存在不能经阴道产的异常先露,疑有协调性宫缩乏力引起的潜伏期或活跃期获第二产程延长、胎头下降缓慢、活跃期或第二产程停滞和胎头下降停滞者均可用之催产。

（2）禁忌证：骨盆狭窄或头盆不称；需选择性剖宫产分娩的异常胎位（如臀位及横位等）；子宫过度膨胀（如多胎妊娠、巨大胎儿，或羊水过多）而行子宫容积减少之前；妊娠并发严重心血管异常、心肺功能不良、血液病（如高血压、心脏病、严重的血小板减少性紫癜等）；胎盘早剥或胎盘边缘超过子宫内口；畸形子宫或瘢痕子宫妊娠（如双角子宫妊娠、子宫肌瘤剔除术或剖宫产术后妊娠）；高位广泛的严重阴道狭窄；广泛的大面积阴道尖锐湿疣；宫颈癌；影响胎先露入盆的子宫下段及宫颈的较大肌瘤和活动期的生殖器疱疹；严重的宫内感染或妊娠高血压疾病病情尚未稳定；严重胎盘功能减退或胎儿窘迫；子宫不协调收缩所致产程延长；对缩宫素过敏者；多次分娩史（6 次以上）的产妇也应尽量避免使用缩宫素，否则易导致子宫破裂。

（3）使用常规及注意事项：静脉滴注 5％葡萄糖液 500ml 调节至 8 滴/min，然后加入催产素（2.5U）摇匀，排出滴管中首部分的 15ml 液体后滴入催产素。由专人直接监护其胎心率、宫缩及宫口开大情况下，间歇 15～30min 增加催产素 4 滴/分（刚开始使用催产素须行 OCT 试验者按照 OCT 试验操作常规调速）。宫缩调节[宫缩持续时间（秒）/宫缩间期（分）]：潜伏期（宫口开大<3cm）25～35/5～6；活跃期早期（宫口开大<5cm）36～46/3～4；活跃期晚期（宫口开大 5～10cm）46～60/1～2。初次用催产素必须十分小心并严密监测，特别在开始的 40min，一旦发生过度反应（10min 内有 5 次以上的宫缩或 15 分钟内有超过 7 次；或宫缩持续时间达 60～90s），必须立即中止滴入催产素，除个别出现过敏反应者须同时进行抗过敏处理外，停药后期血浆浓度将会迅速下降（催产素半衰期一般为 1～6min）。如人工破膜后加滴催产素应在破膜后 2～6h 未临产才用该药。对于怀疑为假临产或不协调性宫缩乏力均不应使用催产素，可在使用镇静剂（如地西泮或哌替啶）抑制假临产或恢复协调的子宫收缩后再考虑使用催产素。对于羊水过少、胎儿生长受限或怀疑胎盘功能减退的情况使用催产素行 OCT 试验须慎重，向家属交代清楚使用风险（特别是强调胎儿窘迫可能），如足月宜尽快行人工破膜观察羊水情况，结果一切正常后严密监护下使用。遇有子宫收缩乏力，注药时间不宜超过 6～8h。

（三）手术治疗

1.人工破膜

破膜后胎头将直接紧贴子宫下段及宫内口，引起反射性子宫收缩，加速产程进展。Garrit 等（1993）发现在产程早期行选择性人工破膜可减少催产素用量，而且更为重要的是对胎儿、新生儿均无不良影响。但同时他的研究中也发现选择性人工破膜可导致轻中度脐带受压而致胎心率的变化。尽管如此，却未见因明显的减速而致胎儿窘迫行剖宫产概率增加。

（1）适应证：潜伏期或活跃期延长或进展缓慢，正常产程进入活跃期，宫口开大 3～5cm，胎膜未破且张力大者；疑有胎儿宫内窘迫或相对头盆不称或决定分娩方式之前需要了解羊水性状者。国外主张如有胎儿情况危险，需要内置监护仪行宫内情况评估者也是人工破膜的适应证。

（2）禁忌证：头盆不称、产道梗阻、胎位不正、脐带先露。

（3）操作方法及注意事项：破膜最好用鼠齿钳或一次性破膜器，要在严格消毒下进行，破膜前要先听胎心，检查有无头盆不称，排除脐带先露，如有宫缩，应在宫缩间歇期进行人工破膜。

破膜后术者手应停留在阴道内,经过1~2次宫缩待胎头入盆后,术者再将手取出。破膜后要注意检查有无脐带脱垂,要注意听胎心。羊水过多者破膜前可先经腹壁羊膜腔穿刺放液,或用长针头做高位破膜,使羊水缓慢流出,防止脐带脱垂或胎盘早剥。如胎膜破口较大,羊水流出过快,可用拳头置于阴道或堵塞阴道口,尽量减慢羊水流速。国外主张破膜时助手轻按宫底,并于耻骨联合上方按压体部可减少脐带脱垂的危险。

2.阴道助产

进入第二产程,如胎头双顶径已通过坐骨棘平面,可等待自然分娩;若出现第二产程延长,则可行阴道助产。包括胎头负压吸引术和产钳术。

(1)适应证:第二产程延长,初产妇宫口开全已达2小时,经产妇宫口开全已达1小时,无明显头盆不称,胎头已较低者;胎头位置不正;母亲有内科疾病需缩短产程者;剖宫产史或子宫有瘢痕者;胎儿窘迫。

(2)禁忌证:胎膜未破,宫口未开全;胎头未衔接,明显的头盆不称。胎头双顶径未达坐骨棘水平,胎先露在+2以上;严重的胎儿畸形;死胎;异常胎位。

胎头负压吸引术不适用于臀位、颜面位、额位等其他异常胎位,早产儿不宜行胎头负压吸引术(通常孕周<34周,脑室内出血的危险性大)。

不适用产钳的胎位有颏先露、额先露、高直位以及明显的不均倾位。

3.剖宫产术

若胎头未衔接、头盆不称或伴有胎儿窘迫征象,应行剖宫产。当对产程进展不良的干预无效时,亦应考虑行剖宫产术。如宫口开全时间大于2小时且胎头颅骨最低点未达S=0者应行剖宫产。宫口开全,胎心率正常,出现宫缩乏力者,经催产素催产半小时后胎先露骨质部分<+3cm或胎头位置异常难于转到助产手术所需位置者也应剖宫产,尽量避免第二产程延长,不要发生滞产。

第二节　头位难产

头位难产指以头为先露的难产,往往因产力、产道及胎儿等因素中出现一种或两种及两种以上的异常,以手术(剖宫产,阴道助产)结束分娩者为头位难产。阴道助产除包括产钳助产术、胎头吸引术及徒手转胎位术。

头位难产处理不及时或不当,将严重影响新生儿的预后并对母体造成损伤,因此及时发现与正确处理头位难产是目前降低围产期母婴发病率的关键。头位难产的发生率约为12.56%。

头位难产的主要病因如下。

(1)相对头盆不称:是头位难产的重要因素,以胎头位置异常为主(以持续性枕横位和枕后位多见)。头盆不称和胎头位置异常又可使胎头下降受阻,导致产力异常而发生原发性或继发性宫缩乏力,产力异常可使胎头内旋转受阻而致胎头位置异常,从而更难克服胎头下降的阻力。孕妇精神过度紧张使大脑皮质功能紊乱,睡眠减少,膀胱充盈,临产后进食不足,过多地消耗体力,水电解质紊乱等,引起宫缩乏力。

(2)骨盆畸形或胎儿畸形,如维生素 D 缺乏病、髋关节结核、骨盆畸形等,胎儿脑积水、联体双胎等。

(3)骨盆倾斜度过大,影响胎头入盆方向,造成假骑跨。

(4)软产道异常,形成梗阻性难产。

(5)脐带因素:如脐带绕颈、脐带过短使胎头下降受到影响。

【诊断与鉴别诊断】

(一)临床依据

1.病史

可有异常分娩史;胎头迟迟不入盆,容易胎膜早破;产妇常常表现为疲乏、腹胀、尿潴留;可出现酸碱平衡失调。

2.体格检查

测量宫高、腹围、骨盆各径线长度,排除骨产道形态异常及软产道异常。胎头过大、脐带缠绕、脐带过短、羊水过少、胎盘种植部位、胎儿畸形等诸多胎儿本身因素易造成胎头位置异常,因此,腹部检查时应注意腹型(如有无悬垂腹及胎头跨耻征阳性、胎儿肢体、胎心音的位置)及有无胎头高浮、不衔接或延期衔接,枕后位时腹部较易触及胎儿肢体,且在胎儿肢体侧容易听到胎心;枕横位时胎背与胎儿肢体常分别位于两侧;额先露时可在耻骨联合上方触及胎儿下颏或胎儿枕骨隆突;面先露可在胎背侧触及极度仰伸的枕骨隆突。宫缩时注意子宫形状,以及时发现先兆子宫破裂。

3.在临产后出现下列情况

原发性或继发性宫缩乏力、潜伏期延长、活跃期延长或停滞、第二产程延长或停滞、胎头下降延缓或胎头下降停滞。

(二)检查项目及意义

1.阴道检查

主要应了解以下情况:

(1)宫口扩张程度。

(2)宫颈有无水肿、水肿程度及部位,如前唇水肿应当警惕前不均倾位。

(3)胎膜是否破裂,如未破,可行人工破膜,了解羊水的量及性状。

(4)胎头下降程度,尤其是有产瘤或颅骨重叠时,应检查胎头双顶及胎耳的位置,这样可准确了解胎头位置的高低。

(5)胎方位的确定,通过触及胎头的骨标志、颅缝及囟门的位置加以判定。在胎头产瘤和颅骨重叠明显时,胎方位不易查清楚,因此在活跃早期出现异常时即应及早进行阴道检查以协助诊断,由于此时胎头水肿及颅骨重叠多不明显,易于查清囟门及颅缝。在试产一段时间后,如无进展或进展缓慢可做 2 次阴道检查,以决定分娩方式。胎儿耳郭的方向也可帮助确定胎方位,耳郭的指向为枕骨的位置。不过由于耳郭位置较高,需要检查者的手完全进入阴道才能查清,多在宫口开全、阴道助产时使用。

(6)骨盆内测量:阴道检查能准确了解骨盆内部情况包括对角径、中骨盆及出口前后径,耻骨联合后角,骨盆是否内聚,坐骨棘是否突出,估计坐骨棘间径,骶骨弧度,骶尾关节活动度。

2.头盆评分

见表5-1和表5-2。

表5-1　头位分娩评分法

骨盆大小	评分	胎儿体重(g)	评分	胎头位置	评分	产力	评分
＞正常	6	2500±250	4	枕前位	3	强	3
正常	5	3000±250	3	枕横位	2	中(正常)	2
临界狭窄	4	3500±250	2	枕后位	1	弱	1
轻度狭窄	3	4000±250	1	高直前位	0		
中度狭窄	2			面位	0		
重度狭窄	1						

表5-2　头盆评分

	骨盆	胎儿体重(g)	评分
头盆相称	正常(5)	正常大　3000±250(3)	8
轻度头盆不称	临界狭窄(4)	略大　3500±250(2)	6
	轻度狭窄(3)	正常大　3000±250(3)	6
	正常(5)	巨大　4000±250(1)	6
临界头盆不称	正常(5)	略大　3500±250(2)	7
	临界狭窄(4)	正常大　3000±250(3)	7

轻度头盆不称:头盆评分6~7分,可予试产;严重头盆不称:头盆评分4~5分,应选择性剖宫产

3.产程图

可及时、直观地反映产程进展情况,是帮助识别和监测头位难产的重要手段。

(1)潜伏期延长:是头位难产最早的征兆,提示有原发性宫缩乏力、头盆不称或胎头位置异常。

(2)活跃期延长或停滞:宫口扩张4~5cm时出现停滞常常为胎头在骨盆入口平面受阻,提示头盆不称或严重胎位异常如高直后位、前不均倾位、额先露等;宫口扩张6~8cm时出现停滞,特别是伴有胎先露下降延缓或停滞,应注意有无中骨盆狭窄或持续性枕后位及枕横位。

(3)第二产程延长或停滞:往往是由于头盆不称或胎头位置异常引起,产程延长、继发性宫

缩乏力或因产妇不会向下屏气,都会导致第二产程异常。

(4)胎头下降延缓或胎头下降停滞:原因与第二产程延长或停滞相似。此外,如潜伏期达8h,仍未进入活跃期或活跃期宫口扩张延缓(<1cm/h),也属产程异常。

4.B超检查

(1)测量胎头双顶径、股骨长度、腹周径、头周径等估计胎儿体重。

(2)了解胎方位,早期提示胎头位置异常,特别是胎头产瘤和颅骨重叠明显,阴道检查不满意时,B超检查可以了解胎方位。

(3)可发现某些胎儿畸形。

5.胎心监护图

可及时发现胎心率异常、胎儿窘迫。

6.其他

(1)临产后宫口已开4～5cm,胎头仍未达坐骨棘者。

(2)胎头已达坐骨棘或棘下,明显出现头骨重叠。

(3)胎头已入盆,头盆间隙左右、前后不对称。

(4)胎头仍较高,未达坐骨棘而宫颈前唇水肿。

(5)胎膜早破与临产时胎头不衔接。

(6)宫缩乏力(原发性宫缩乏力显示梗阻在入口平面,继发性提示梗阻在中骨盆及出口平面)。

(7)子宫宫缩良好而分娩进展慢。

(三)诊断思路和原则

对头先露的孕妇,如果出现下列情况需考虑头位难产并做进一步处理:胎膜早破、原发宫缩乏力或继发宫缩乏力、潜伏期延长、胎头不衔接或延迟衔接、宫颈扩张延缓或阻滞、活跃期停滞或延长、胎头下降延缓或阻滞、第二产程延长。

【治疗方案及选择】

(一)**剖宫产**

1.选择性剖宫产

(1)绝对性狭窄骨盆或明显畸形、歪斜骨盆。

(2)头盆明显不称,头盆评分≤5分者。

(3)胎儿特殊畸形:如联体双胎、双头畸形,即使毁胎也难经阴道分娩。

2.临产过程中应考虑做剖宫产者

(1)严重胎头位置异常:如高直后位、前不均倾位、额位及骶后位,常在宫口开大3～5cm时阴查证实。

(2)临产后产程异常,经积极处理后仍无进展,宫口始终未开全者。

(3)胎头始终未衔接者。

(二)**试产**

除以上条件外,头先露的初产妇,均应经过试产,尤其是骨盆入口面的头盆不称,出口面的试产要慎重。试产时间不宜过长,一般2~4h,人工破膜后不超过2h。

(三)持续性枕横位、枕后位

持续性枕横位和枕后位,如无头盆不称、胎儿不大可阴道试产。

1.第一产程

(1)潜伏期:每30分钟至1小时听胎心一次,需保证产妇充分营养与休息,进高蛋白、高热量饮食。肌内注射哌替啶100mg,让产妇向胎背对侧侧卧休息。若宫缩弱,给予缩宫素2.5~5.0U+5%葡萄糖液500ml静脉滴注,根据宫缩调整滴速。

(2)活跃期:每15~30分钟听胎心一次,间断吸氧。产程进展缓慢或停滞、有头盆不称或羊水污染、胎心异常则立即剖宫产终止妊娠;若无头盆不称,可人工破膜,使胎头下降,若宫缩弱,则静脉滴注缩宫素加强宫缩。活跃早期可静脉推注地西泮10mg,有利于宫口扩张或人工破膜术,宫口近开全时可徒手内旋转胎头。避免产妇用腹压。产程进展顺利经阴道分娩,经积极处理2h无进展则行剖宫产。

2.第二产程

每5~15分钟听胎心一次,持续吸氧。执导产妇宫缩时屏气用腹压。若胎头下降迟缓应行阴道检查,可徒手内旋转抬头至枕前位。当胎先露≥+3cm,可自然分娩或行低位产钳助产;若胎先露≤+2cm,疑有头盆不称应行剖宫产。

3.第三产程

应用缩宫素20U静脉滴注或肌内注射,预防产后出血,有产道裂伤者应及时修补,并给予抗生素预防感染。阴道助产新生儿应重点监护,给予维生素K₁ 5mg肌内注射,每日一次预防颅内出血。

(四)胎头高直位

1.高直前位

若无头盆不称应给予充分试产,加强宫缩使胎头俯屈;若阴道试产失败再行剖宫产结束分娩。

2.高直后位

一经确诊,应行剖宫产。

(五)前不均倾位

(1)前不均倾位,一经确诊,应尽快以剖宫产结束分娩。

(2)剖宫产切开子宫下段时,应用力抵住胎肩,朝子宫底方向推送,使胎头侧屈得到纠正,防止前臂脱出。

(六)颜面位

1.颏前位

骨盆正常,胎儿不大可经阴道分娩。

2.颏后位

足月活胎不能经阴道自然分娩,应行剖宫产。

3.额横位

多数可向前转 90°,为颏前位娩出;持续性颏横位不能自然娩出,应行剖宫产。

（七）额位

当产程进展异常,经阴道检查确诊额位,不应试产,应尽早行剖宫产。

【病情与疗效评价】

出现下列情况视分娩困难,母婴并发症增加:产妇出现全身衰竭症状;活跃期停滞或延长;胎头下降阻滞、胎儿骨缝重叠、产瘤达 3～4cm;频发晚期减速;病理性缩复环。

在产程中的疗效评价指标:产力、胎心、宫口扩张和胎先露下降情况。

【医疗文件书写要点】

要充分体现患者的知情权。对胎头定位异常者,知情谈话时需告知手术产、产道损伤、产后出血、感染发生率增高,告知存在发生胎儿窘迫、新生儿窒息、新生儿损伤的风险。

第三节　臀　先　露

臀先露是最常见的异常胎位,占妊娠足月分娩总数的 3%～4%。多见于经产妇。因胎头比胎臀大,分娩时后出胎头无明显变形,往往娩出困难,加之脐带脱垂较多见,使围生儿死亡率增高,是枕先露的 3～8 倍。臀先露以骶骨为指示点,有骶左前、骶左横、骶左后、骶右前、骶右横、骶右后 6 种胎位。

【原因】

妊娠 30 周以前,臀先露较多见,妊娠 30 周以后多能自然转成头先露。临产后持续为臀先露的原因尚不十分明确,可能的因素有:

1.胎儿在宫腔内活动范围过大

羊水过多、经产妇腹壁松弛以及早产儿羊水相对偏多,胎儿易在宫腔内自由活动形成臀先露。

2.胎儿在宫腔内活动范围受限

子宫畸形(如单角子宫、双角子宫等)、胎儿畸形(如无脑儿、脑积水等)、双胎妊娠及羊水过少等,容易发生臀先露。胎盘附着在宫底及宫角部易发生臀先露,占 73%,而头先露仅占 5%。

3.胎头衔接受阻

狭窄骨盆、前置胎盘、肿瘤阻塞骨盆腔及巨大胎儿等,也易发生臀先露。

【临床分类】

根据胎儿两下肢所取的姿势分为以下 3 类。

1.单臀先露或腿直臀先露

胎儿双髋关节屈曲,双膝关节直伸,以臀部为先露。最多见。

2.完全臀先露或混合臀先露

胎儿双髋关节及双膝关节均屈曲,有如盘膝坐,以臀部和双足为先露。较多见。

3.不完全臀先露

以一足或双足、一膝或双膝，或一足一膝为先露。膝先露是暂时的，产程开始后转为足先露，较少见。

【诊断】

1.临床表现

孕妇常感肋下有圆而硬的胎头。由于胎臀不能紧贴子宫下段及宫颈内口，常导致宫缩乏力，宫口扩张缓慢，致使产程延长。

2.腹部检查

子宫呈纵椭圆形，胎体纵轴与母体纵轴一致。在宫底部触到圆而硬、按压时有浮球感的胎头；若未衔接，在耻骨联合上方触到不规则、软而宽的胎臀。

3.肛门检查及阴道检查

肛门检查时，触及软而不规则的胎臀或触到胎足、胎膝。若胎臀位置高，肛查不能确定时，需行阴道检查。阴道检查时，了解宫口扩张程度及有无脐带脱垂。若胎膜已破，能直接接触到胎臀、外生殖器及肛门，此时应注意与颜面相鉴别。若为胎臀，可触及肛门与两坐骨结节连在一条直线上。手指放入肛门内有环状括约肌收缩感，取出手指可见有胎粪。若为颜面，口与两颧骨突出点呈三角形，手指放入口内可触及齿龈和弓状的下颌骨。若触及胎足时，应与胎手相鉴别。

4.B型超声检查

能准确探清臀先露类型以及胎儿大小、胎头姿势等。

【分娩机制】

在胎体各部中，胎头最大，胎肩小于胎头，胎臀最小。头先露时，胎头一经娩出，身体其他部位遂即娩出。而臀先露时则不同，较小且软的臀部先娩出，最大的胎头却最后娩出。胎臀、胎肩、胎头需按一定机制适应产道条件方能娩出，故需要掌握胎臀、胎肩及胎头3部分的分娩机制。以骶右前位为例加以阐述。

1.胎臀娩出

临产后，胎臀以粗隆间径衔接于骨盆入口右斜径，骶骨位于右前方。胎臀逐渐下降，前髋下降稍快故位置较低，抵达骨盆底遇到阻力后，前髋向母体右侧行45°内旋转，使前髋位于耻骨联合后方，此时粗隆间径与母体骨盆出口前后径一致。胎臀继续下降，胎体稍侧屈以适应产道弯曲度，后髋先从会阴前缘娩出，遂即胎体稍伸直，使前髋从耻骨弓下娩出。继之双腿双足娩出。当胎臀及两下肢娩出后，胎体行外旋转，使胎背转向前方或右前方。

2.胎肩娩出

当胎体行外旋转的同时，胎儿双肩径衔接于骨盆入口右斜径或横径，并沿此径线逐渐下降，当双肩达骨盆底时，前肩向右旋转45°转至耻骨弓下，使双肩径与骨盆出口前后径一致，同时胎体侧屈使后肩及后上肢从会阴前缘娩出，继之前肩及前上肢从耻骨弓下娩出。

3.胎头娩出

当胎肩通过会阴时，胎头矢状缝衔接于骨盆入口左斜径或横径，并沿此径线逐渐下降，同时胎头俯屈。当枕骨达骨盆底时,胎头向母体左前方旋转45°,使枕骨朝向耻骨联合。胎头继续下降,当枕骨下凹到达耻骨弓下时,以此处为支点,胎头继续俯屈,使颏、面及额部相继自会阴前缘娩出,随后枕部自耻骨弓下娩出。

【对母儿的影响】

1.对产妇的影响

胎臀形状不规则,不能紧贴子宫下段及宫颈内口,容易发生胎膜早破或继发性宫缩乏力,使产后出血与产褥感染的机会增多,若宫口未开全面强行牵拉,容易造成宫颈撕裂甚至延及子宫下段。

2.对胎儿及新生儿的影响

胎臀高低不平,对前羊膜囊压力不均匀,常致胎膜早破,发生脐带脱垂是头先露的10倍,脐带受压可致胎儿窘迫甚至死亡;胎膜早破,使早产儿及低体重儿增多。后出胎头牵出困难,常发生新生儿窒息、臂丛神经损伤及颅内出血,颅内出血的发病率是头先露的10倍。臀先露导致围生儿的发病率与死亡率均增高。

【处理】

(一)妊娠期

于妊娠30周前,臀先露多能自行转为头先露。若妊娠30周后仍为臀先露应予矫正。常用的矫正方法有以下几种。

1.胸膝卧位

让孕妇排空膀胱,松解裤带,做胸膝卧位姿势,每日2次。每次15分钟,连做1周后复查。这种姿势可使胎臀退出盆腔,借助胎儿重心改变,使胎头与胎背所形成的弧形顺着宫底弧面滑动而完成胎位矫正。

2.激光照射或艾灸至阴穴

近年多用激光照射两侧至阴穴(足小趾外侧,距趾甲角1分),也可用艾条灸,每日1次,每次15～20分钟,5次为一疗程。

3.外转胎位术

应用上述矫正方法无效者。于妊娠32～34周时,可行外转胎位术,因有发生胎盘早剥、脐带缠绕等严重并发症的可能,应用时要慎重,术前半小时口服沙丁胺醇片4.8mg或安宝片20mg。行外转胎位术时,最好在超声监测下进行。孕妇平卧,两下肢屈曲稍外展,露出腹壁。查清胎位,听胎心率。操作步骤包括松动胎先露部(两手插入胎先露部下方向上提拉,使之松动)、转胎(两手把握胎儿两端,一手将胎头沿胎儿腹侧,保持胎头俯屈,轻轻向骨盆入口推移,另一手将胎臀上推,与推胎头动作配合,直至转为头先露)。动作应轻柔,间断进行。若术中或术后发现胎动频繁而剧烈或胎心率异常,应停止转动并退回原胎位观察半小时。外转胎位成功后,用小毛巾2块叠成长条状置于胎头两侧,大毛巾包裹腹部,大扣针松紧适度固定胎头。防止胎儿回复原位。嘱孕妇注意自我监测胎儿。

(二)分娩期

应根据产妇年龄、胎产次、骨盆类型、胎儿大小、胎儿是否存活、臀先露类型以及有无并发症,于临产初期做出正确判断,决定分娩方式。

1.择期剖宫产的指征

狭窄骨盆、软产道异常、胎儿体重＞3500g、胎儿窘迫、高龄初产、有难产史、不完全臀先露、胎头过度仰伸等,均应行剖宫产术结束分娩。

2.决定经阴道分娩的处理

(1)第一产程:产妇应侧卧,不宜站立走动。少做肛查,不灌肠,尽量避免胎膜破裂。一旦破膜,应立即听胎心。若胎心变慢或变快,应行阴道检查,了解有无脐带脱垂。若有脐带脱垂,胎心尚好,宫口未开全,为抢救胎儿,需立即行剖宫产术。若无脐带脱垂,可严密观察胎心及产程进展。若出现协调性宫缩乏力,应设法加强宫缩。当宫口开大 4～5cm 时,胎足即可经宫口脱出至阴道。为了使宫颈和阴道充分扩张,消毒外阴之后,使用"堵"外阴方法。当宫缩时用无菌巾以手掌堵住阴道口,让胎臀下降,避免胎足先下降,待宫口及阴道充分扩张后才让胎臀娩出。此法有利于后出胎头的顺利娩出。在"堵"的过程中,应每隔 10～15 分钟听胎心一次,并注意宫口是否开全。宫口已开全再堵易引起胎儿窘迫或子宫破裂。宫口近开全时,要做好接产和抢救新生儿窒息的准备。

(2)第二产程:接产前,应导尿排空膀胱。初产妇应做会阴后一侧斜切术。有 3 种分娩方式:①自然分娩:胎儿自然娩出,不做任何牵拉。极少见,仅见于经产妇、胎儿小、宫缩强、骨盆腔宽大者。②臀助产术:当胎臀自然娩出至脐部后,胎肩及后出胎头由接产者协助娩出。脐部娩出后,一般应在 2～3 分钟娩出胎头。最长不能＞8 分钟。后出胎头娩出有主张用单叶产钳的,效果佳。③臀牵引术:胎儿全部由接产者牵拉娩出,此种手术对胎儿损伤大,一般情况下应禁止使用,常用于宫口近开全,脐带脱垂;或双胎分娩第二胎臀位、胎儿窘迫。

(3)第三产程:产程延长易并发子宫收缩乏力性出血。胎盘娩出后,应肌内注射缩宫素或麦角新碱,防止产后出血。行手术操作及有软产道损伤者,应及时检查并缝合,给予抗生素预防感染。

第四节　肩　先　露

胎体纵轴与母体纵轴相垂直为横产式。胎体横卧于骨盆入口之上,先露部为肩,称肩先露。占妊娠足月分娩总数的 0.25%,是对母儿最不利的胎位。除死胎及早产儿胎体可折叠娩出外,足月活胎不可能经阴道娩出。若不及时处理,容易造成子宫破裂,威胁母儿生命。根据胎头在母体左或右侧和胎儿肩胛朝向母体前或后方,有肩左前、肩左后、肩右前、肩右后 4 种胎位。发生原因与臀先露类同。

【诊断】

1.临床表现

胎先露部胎肩不能紧贴子宫下段及宫颈内口,缺乏直接刺激,容易发生宫缩乏力;胎肩对宫颈压力不均,容易发生胎膜早破。破膜后羊水迅速外流,胎儿上肢或脐带容易脱出,导致胎儿窘迫甚至死亡。随着宫缩不断加强,胎肩及胸廓一部分被挤入盆腔内,胎体折叠弯曲,胎颈被拉长,上肢脱出于阴道口外,胎头和胎臀仍被阻于骨盆入口上方,形成忽略性(嵌顿性)肩先露。子宫收缩继续增强,子宫上段越来越厚,子宫下段被动扩张越来越薄,由于子宫上下段肌壁厚薄相差悬殊,形成环状凹陷,并随宫缩逐渐升高,甚至可以高达脐上,形成病理缩复环,是子宫破裂的先兆,若不及时处理,将发生子宫破裂。

2.腹部检查

子宫呈横椭圆形,子宫长度低于妊娠周数,子宫横径宽。宫底部及耻骨联合上方较空虚,在母体腹部一侧触到胎头,另侧触到胎臀。肩前位时,胎背朝向母体腹壁,触之宽大平坦;肩后位时,胎儿肢体朝向母体腹壁,触及不规则的小肢体。胎心在脐周两侧最清楚。根据腹部检查多能确定胎位。

3.肛门检查或阴道检查

胎膜未破者,因胎先露部浮动于骨盆入口上方,肛查不易触及胎先露部。若胎膜已破、宫口已扩张者,阴道检查可触到肩胛骨或肩峰、肋骨及腋窝。腋窝尖端指向胎儿头端,据此可决定胎头在母体左或右侧。肩胛骨朝向母体前或后方,可决定肩前位或肩后位。例如胎头在母体右侧,肩胛骨朝向后方,则为肩右后位。胎手若已脱出于阴道口外,可用握手法鉴别是胎儿左手或右手,因检查者只能与胎儿同侧的手相握。例如肩右前位时左手脱出,检查者用左手与胎儿左手相握,余类推。

4.B 型超声检查

能准确探清肩先露,并能确定具体胎位。

【处理】

1.妊娠期

妊娠后期发现肩先露应及时矫正。可采用胸膝卧位、激光照射(或艾灸)至阴穴。上述矫正方法无效,应试行外转胎位术转成头先露,并包扎腹部以固定胎头。若行外转胎位术失败,应提前住院决定分娩方式。

2.分娩期

根据胎产次、胎儿大小、胎儿是否存活、宫口扩张程度、胎膜是否破裂、有无并发症等,决定分娩方式。

(1)足月活胎,伴有产科指征(如狭窄骨盆、前置胎盘、有难产史等),应于临产前行择期剖宫产术结束分娩。

(2)初产妇、足月活胎,临产后应行剖宫产术。

(3)经产妇、足月活胎,也可行剖宫产。若已临床,胎膜未破,可行外倒转;若宫口开大 5cm 以上破膜不久,羊水未流尽,可在乙醚深麻醉下行内转胎位术,转成臀先露,待宫口开全助产娩出。若双胎妊娠第二胎儿为肩先露,可行内转胎位术。

(4)出现先兆子宫破裂或子宫破裂征象,无论胎儿死活,均应立即行剖宫产术。术中若发现宫腔感染严重,应将子宫一并切除。

(5)胎儿已死,无先兆子宫破裂征象,若宫口近开全,在全麻下行断头术或碎胎术。术后应常规检查子宫下段、宫颈及阴道有无裂伤,若有裂伤应及时缝合。注意产后出血,给予抗生素预防感染。

第五节　复合先露

胎先露部(胎头或胎臀)伴有肢体(上肢或下肢)同时进入骨盆入口,称复合先露。临床以一手或一前臂沿胎头脱出最常见,多发生于早产者,发病率为 0.8‰～1.66‰。

【病因】

胎先露部不能完全充填骨盆入口或在胎先露部周围有空隙均可发生。以经产妇腹壁松弛者,临产后胎头高浮、骨盆狭窄、胎膜早破、早产、双胎妊娠及羊水过多等为常见原因。

【临床经过及对母儿影响】

仅胎手露于胎头旁,或胎足露于胎臀旁者,多能顺利经阴道分娩。只有在破膜后,上臂完全脱出则能阻碍分娩。下肢和胎头同时入盆,直伸的下肢也能阻碍胎头下降,若不及时处理可致梗阻性难产,威胁母儿生命。胎儿可因脐带脱垂死亡,也可因产程延长、缺氧造成胎儿窘迫,甚至死亡等。

【诊断】

当产程进展缓慢时,行阴道检查发现胎先露旁有肢体即可明确诊断。常见胎头与胎手同时入盆。诊断时应注意和臀先露及肩先露相鉴别。

【处理】

发现复合先露,首先应查清有无头盆不称。若无头盆不称,让产妇向脱出肢体的对侧侧卧,肢体常可自然缩回。脱出肢体与胎头已入盆,待宫口近开全或开全后上推肢体,将其回纳,然后经腹部下压胎头,使胎头下降,以产钳助娩。若头盆不称明显或伴有胎儿窘迫征象,应尽早行剖宫产术。

第六章　胎儿及附属物异常

第一节　胎儿窘迫

胎儿在子宫内因急性或慢性缺氧危及其健康和生命者,称胎儿窘迫。胎儿窘迫发生率为 $2.7\%\sim38.5\%$。胎儿窘迫可分急性及慢性两种:急性常发生在分娩期;慢性发生在妊娠晚期,但可延续至分娩期并加重。

【诊断与鉴别诊断】

(一)临床依据

(1)胎动异常。

(2)羊水量减少或羊水粪染。

(3)胎心听诊异常。

(4)胎儿监护异常。

(5)胎儿头皮血 pH 提示胎儿酸中毒。

(二)检查项目及意义

1.胎儿电子监护

孕晚期最常用的评估胎儿宫内安危的方法。无应激试验 NST(+),提示胎盘功能良好,一周内无胎儿死亡风险。NST 可疑或阴性,有胎儿缺氧可能,需及时复查或进一步检查明确诊断。OCT(+),说明胎盘功能低下。胎心监护只能作为胎儿低氧的筛查手段,很有价值,只要胎儿处于低氧状态,胎儿监护基本上均出现异常或可疑图形,但它们的出现并不一定合并代谢性酸中毒存在,不能反映有无酸中毒存在及其程度,在用以诊断胎儿窘迫时,假阳性率高,须综合分析。

2.B 超

监测胎动、胎儿呼吸样运动、胎儿肌张力、羊水量,联合 NST 结果胎儿生物物理评分,$\leqslant 3$ 分提示胎儿窘迫,$4\sim7$ 分为胎儿可疑缺氧。

3.羊膜镜

在羊膜未破时,用羊膜镜观测有胎粪污染羊水量的多少可了解胎儿是否存在低氧。

4.脐动脉 S/D

评估胎盘血管阻力,孕晚期脐动脉 S/D>3,或出现脐动脉舒张期血流缺失或倒置,胎儿预后不良。

5.胎儿头皮血 pH 测定

为有创性检查手段,胎儿头皮血 pH 与胎儿全身的酸碱状态密切相关,可代表胎儿全身的酸碱状态,减少胎儿监护的假阳性。

(三)诊断思路和原则

1.急性胎儿窘迫

多发生在分娩期,常因脐带脱垂,前置胎盘大出血,胎盘早剥,产程延长或宫缩过强及不协调等引起。

(1)胎心率异常:胎心率变化是急性胎儿窘迫的一个重要征象。缺氧早期,胎心率于无宫缩时加快,>160bpm;缺氧严重时心率<110bpm。胎儿电子监护 CST 可出现频发晚期减速、重度变异减速。胎心率<100bpm,基线变异<5bpm,伴频繁晚期减速提示胎儿缺氧严重,可随时胎死宫内。

(2)羊水胎粪污染:羊水污染程度与胎粪排出时间及量有关,排出时间越长,污染颜色越深,羊水越黏稠。根据程度不同,羊水污染分 3 度:Ⅰ度浅绿色,常见胎儿慢性缺氧。Ⅱ度深绿色或黄绿色,提示胎儿急性缺氧。Ⅲ度呈棕黄色,稠厚,提示胎儿缺氧严重。羊水胎粪污染出现的时间对诊断胎儿窘迫亦很重要,临产早期出现羊水胎粪污染,尤其是黏稠者,胎儿窘迫,新生儿窒息均增加;分娩时近胎儿娩出时,胎粪的排出不能完全预示胎儿窘迫,尤其无其他窘迫体征时;原来羊水清,经一段产程后出现胎粪污染者,胎儿窘迫发生率增加。

(3)胎动异常:缺氧初期为胎动频繁,继而减弱及次数减少,进而消失。胎动<10 次/12h 应低考虑氧状态,胎动消失后平均 12~48h 胎心消失。

(4)酸中毒:胎儿缺氧与酸中毒之间关系密切,采集胎儿头皮血进行血气分析,可反映胎儿宫内安危情况。胎儿正常 pH>7.25~7.30,pH<7.2,PCO_2>60mmHg 可诊断为胎儿酸中毒。

2.慢性胎儿窘迫

主要发生在妊娠晚期,往往延续至临产并加重。多因妊娠期高血压疾病、妊娠合并高血压病、慢性肾炎、糖尿病、严重贫血及过期妊娠等所致。

(1)宫高、腹围小于正常:持续慢性胎儿缺氧,使胎儿宫内生长受限,各器官体积减小,胎儿体重低,表现为宫高、腹围低于同期妊娠第 10 百分位数。

(2)胎动减少或消失:胎动过频或胎动减少均为胎儿缺氧征象,每日监测胎动可预测胎儿安危。胎动<10 次/12h 为胎动减少,是胎儿缺氧的重要表现之一。临床上常见胎动消失 24h 后胎心消失,应予警惕。

(3)胎儿电子监护异常:NST 表现无反应型,即持续监护 20~40min,胎动时胎心率加速<15bpm,持续时间<15s,基线变异频率<5bpm。OCT 可见频繁重度变异减速或晚期减速。

(4)脐动脉 S/D 增高:孕晚期脐动脉 S/D>3,或出现脐动脉舒张期血流缺失或倒置,胎儿预后不良。

(5)胎儿生物物理评分低下:根据 B 型超声监测胎动、胎儿呼吸运动、胎儿肌张力、羊水量及胎儿电子监护 NST 结果进行综合评分,≤3 分提示胎儿窘迫,4~7 分为胎儿可疑缺氧。

(6)羊水胎粪污染:通过羊膜镜检查可见羊水浑浊呈浅绿色、深绿色及棕黄色。

【治疗方案及选择】

(一)急性胎儿窘迫

应采取果断措施寻找原因并予以处理。停滴缩宫素,阴道检查评估宫口情况,若发现脐带脱垂,回纳脐带等。吸氧,面罩或鼻导管持续给氧,每分钟氧流量 10L。尽快终止妊娠:根据产程进展,决定分娩方式,做好新生儿抢救准备。

1.宫口未开全

出现下列情况之一者,应立即行剖宫产。胎心率<120bpm 或>180bpm 伴羊水污染;羊水污染Ⅲ度,伴羊水过少;胎儿电子监护 CST 或 OCT 出现频繁晚期减速或重度变异减速;胎儿头皮血 pH<7.20。

2.宫口开全

胎头双顶径已过坐骨棘平面以下,尽快经阴道助产。

(二)慢性胎儿窘迫

应针对病因,视孕周、胎儿成熟度及胎儿窘迫程度决定处理。

1.一般处理

左侧卧位。吸氧每日 2~3 次,每次 30min。积极治疗妊娠合并症及并发症。

2.期待疗法

孕周小,胎儿娩出后存活可能性小,尽量非手术治疗以期延长胎龄,同时促胎儿成熟,等待胎儿成熟后终止妊娠。

3.终止妊娠

妊娠近足月,胎动减少,OCT 出现频繁的晚期减速或重度变异减速,胎儿生物物理评分<4 分者,均应以剖宫产终止妊娠为宜。

【病情与疗效评价】

(1)胎心监护,及时发现胎儿缺氧情况。

(2)羊水粪染程度,评估缺氧严重程度。

(3)胎儿头皮血进行血气分析,评估胎儿宫内安危情况。

慢性胎儿窘迫期待治疗期间,注意胎动,每日或隔日行胎儿监护,每周测量宫高、腹围,每周 B 超,评估胎儿大小,羊水量变化。如胎动减少,合并胎儿监护异常,或羊水过少,提示缺氧加重,需及时剖宫产终止妊娠。

【医疗文件书写要点】

要充分体现病人的知情权:

(1)期待治疗过程中胎儿可能随时胎死宫内。

(2)胎盘功能低下可能影响胎儿发育,预后不良。

(3)除胎儿头皮血 pH 测定可明确诊断胎儿窘迫,其他各项检查均存在假阳性,须综合分析判断。

第二节　胎儿生长受限

胎儿生长受限(FGR)是胎儿在子宫内生长发育受到遗传、营养、环境、疾病等因素的影响未能达到其潜在所应有的生长速率,表现为足月胎儿出生体重＜2500g;或胎儿体重低于同孕龄平均体重的 2 个标准差;或低于同孕龄正常体重的第 10 百分位数。

【诊断标准】

1.病史

(1)孕妇及丈夫身高、体重的影响:如身材短、体重低者易发生胎儿生长受限。

(2)营养:如孕妇在孕前或妊娠时有严重营养不良,其摄入热量明显减少者,偏食,可发生胎儿生长受限。

(3)高原地区:海拔 3000～3500m 地区因氧分压低,胎儿生长受限发生率高。

(4)双胎与多胎:在双胎及多胎中,胎儿平均体重明显低于同胎龄单胎,FGR 发生率亦显著增高。

(5)孕妇有长期大量吸烟、饮酒,甚至毒瘾史者。

(6)胎儿因素:①染色体异常如 21-三体、18-三体及 13-三体等胎儿生长受限发生率高。②感染已肯定风疹病毒及巨细胞病毒感染,可引胎儿生长受限。

(7)母体妊娠并发症或合并症:如妊娠高血压疾病、妊娠合并慢性高血压、妊娠合并慢性肾炎、妊娠合并伴有血管病变的糖尿病,均可影响子宫血流量,子宫-胎盘血流量降低,营养的传递及氧供减少,导致胎儿生长受限。

(8)胎盘病变:胎盘小或伴有滋养细胞增生,血管合体膜增厚及广泛梗死,可发生胎儿生长受限。另外,胎盘血管瘤,脐带病变如脐带帆状附着及单脐动脉均可导致胎儿生长受限。

2.临床指标

(1)准确判断孕周:核实预产期。根据末次月经、早孕反应、初感胎动日期、初次产前检查时子宫大小及 B 超情况核实预产期。

(2)产前检查:①测量子宫底高度(耻骨联合中点至宫底的腹壁弧度实长)若小于平均宫底高度 3cm,或连续 2 次在妊娠同上位于第 10 百分位数或以下提示胎儿生长受限。②测孕妇体重妊娠晚期体重增加缓慢,明显低于平均水平,＜0.3kg/周,应考虑胎儿生长受限。

3.B 超检查

(1)测双顶径、头围、腹围、股骨长度等项目,按计算式预测胎儿体重。如估计胎儿体重在同孕周平均体重的第 10 百分位数或以下注意动态观察变化情况。

(2)仔细检查胎儿有无畸形。

(3)测羊水量与胎盘成熟度。

(4)测子宫动脉血流及脐动脉血流,S/D、脉搏指数(PI)、阻力指数(RI)。

（5）胎儿生物物理评分。

（6）胎盘成熟度及胎盘功能检查。

4.实验室检查

（1）孕早、中期发现胎儿生长受限,可考虑做羊水细胞培养以除外染色体异常的可能。

（2）血液黏稠,血细胞比容高。

（3）胎儿胎盘功能监测。

【治疗原则】

1.一般治疗

（1）纠正不良生活习惯,加强营养,注意营养均衡。

（2）卧床休息,取左侧卧位改善子宫胎盘血液循环。

（3）给予面罩低流量吸氧,每日 2～3 次,每次 30 分钟。

（4）胎儿安危状况监测:NST、胎儿生物物理评分、胎盘功能监测等。

2.合并症

积极治疗妊娠合并症及并发症。

3.宫内治疗

（1）给予葡萄糖,复方氨基酸、ATP、脂肪乳、复合维生素。

（2）补充锌、铁、钙、维生素 E 及叶酸。

（3）改善子宫血流:β-肾上腺素受体激动剂、低分子肝素、阿司匹林。

（4）预计 34 周前分娩的胎儿,应促胎肺成熟治疗。

4.产科处理

（1）产前诊断明确有染色体异常或严重先天畸形者,征得患者同意后,终止妊娠。

（2）对胎盘功能不良者,经治疗有效,胎儿宫内情况良好,可在严密监护下继续期待至足月,不宜超过预产期。

（3）终止妊娠:出现下列情况者,应终止妊娠:①一般治疗效果差,孕龄超过 34 周;②胎儿窘迫,胎盘功能减退或胎儿停止生长 3 周以上;③妊娠合并症或并发症加重,继续妊娠对母儿均不利,应尽快终止妊娠;④孕龄小于 34 周,已用地塞米松以促肺成熟 2～3 日,并做好新生儿复苏准备。

（4）终止妊娠方式选择:根据有无胎儿畸形、孕妇合并症及并发症严重情况,胎儿宫内状况综合分析决定分娩方式,适当放宽剖宫产指征。

1)阴道产:胎儿情况良好,NST 及脐动脉血流正常,胎儿成熟,宫颈条件较好,无其他并发症,密切观察产程,胎心监护下,可经阴道分娩。

2)合并胎盘功能不良,发现羊水有胎粪污染或胎心有重度变异减速、晚期减速,立即行剖宫产。

分娩时应有新生儿科医师在旁,并做好新生儿窒息抢救准备,并做认真查体。

第三节　多胎妊娠

一次妊娠宫腔内同时有两个或两个以上胎儿时,称为多胎妊娠。多胎妊娠与家族史及辅助生育技术有关。近年来多胎妊娠发生率升高可能与人工辅助生殖技术广泛使用有关。多胎妊娠较易出现妊娠期高血压疾病等并发症,孕产妇及围生儿死亡率增高。多胎妊娠以双胎最常见,本节主要讨论双胎妊娠。

【分类】

1.双卵双胎

两个卵子分别受精而成,约占单卵双胎的70%。胎儿的遗传基因不完全相同,性别和血型可以不同,外貌和指纹等表型不同。胎盘可为两个或一个,但胎盘的血液循环各自独立,胎儿分别位于自己的胎囊中,两胎囊之间的中隔由两层羊膜和两层绒毛膜组成,两层绒毛膜有时融合为一层。

2.单卵双胎

一个受精卵分裂而成,约占单卵双胎的30%。原因不明。胎儿的遗传基因完全相同,性别、血型、表型等也完全相同。根据受精卵分裂时间不同而形成双羊膜囊单绒毛膜单卵双胎、双羊膜囊双绒毛膜单卵双胎、单羊膜囊单绒毛膜单卵双胎以及极罕见的连体双胎四种类型。胎儿畸形儿发生率相对较高。

【临床表现及诊断】

1.病史及临床表现

多有双胎妊娠家族史或人工助孕史(如使用促排卵药、移植多个胚胎等)。临床表现主要为早孕反应较重,中期妊娠后体重及腹部迅速增加、下肢水肿等压迫症状明显,妊娠晚期常有呼吸困难、心悸、行动不便等。

2.产科检查

子宫大小超过同孕龄的单胎妊娠子宫。妊娠中晚期腹部可触及多个肢体和两个胎头。在子宫不同部位听到两个节律不同的胎心,两个胎心音之间间隔一个无音区或两个胎心率差异大于10次/min。产后检查胎盘胎膜有助于判断双胎类型。

3.超声检查

(1)妊娠早期在子宫内见到两个孕囊、两个原始心管搏动。

(2)判断双胎类型:胎儿性别不同可确诊双卵双胎。胎儿性别相同,应测量两个羊膜囊间隔厚度,间隔厚度达到或超过2mm,尤其是两个胎盘部位不同,提示双绒毛膜;间隔厚度小于2mm则提示单绒毛膜。妊娠早期超声检测有助于确定绒毛膜性。

(3)筛查胎儿结构畸形。

(4)确定胎位。

【并发症】

1.孕产妇并发症

(1)妊娠期高血压疾病:发病率40%以上。发病早、程度重、易出现主要器官并发症。

(2)妊娠期肝内胆汁淤积综合征:发生率高于单胎妊娠,常伴随胎盘功能不良而导致围生儿死亡率升高。

(3)贫血:发生率40%以上,与机体对铁及叶酸的需求量增加有关,可引起孕妇多系统损害以及胎儿生长发育障碍等。

(4)羊水过多:羊水过多发生率约12%,多见于单卵双胎,尤其是双胎输血综合征、胎儿畸形胎膜早破。

(5)胎膜早破发生率约14%,可能与宫腔压力增高有关。

(6)胎盘早剥:是双胎妊娠产前出血的主要原因,可能与妊娠期高血压疾病、羊水过多突然破膜、双胎之第一胎娩出后宫腔压力骤减相关。

(7)宫缩乏力:与子宫肌纤维过度伸展有关。

(8)产后出血:与宫缩乏力及胎盘附着面积增大有关。

(9)流产:发生率高于单胎妊娠,可能与畸形、胎盘发育异常、胎盘血供障碍、宫内溶剂相对狭窄有关。

2.围生儿并发症

(1)早产:发生率约50%,与胎膜早破、宫腔压力过高以及严重母儿并发症相关。

(2)胎儿生长受限:一般认为,胎儿数量越多,胎儿生长受限越严重。胎儿生长受限可能与胎儿拥挤、胎盘占蜕膜面积相对较小有关。两胎儿大小不一致可能与胎盘血液灌注不均衡、双胎输血综合征以及一些胎儿畸形有关。应建立多胎妊娠胎儿生长发育生理曲线。

(3)双胎输血综合征(TTTS):见于双羊膜囊单绒毛膜单卵双胎,发生率10%～20%。两个胎儿体重差别大于20%、血红蛋白差别大于50g/L提示双胎输血综合征可能。

(4)脐带异常:主要是脐带脱垂和脐带互相缠绕、扭转,后者常见于单羊膜囊双胎。

(5)胎头碰撞和胎头交锁:胎头碰撞发生于两个胎儿均为头先露且同时入盆。胎头交锁发生于第一胎儿臀先露头未娩出、第二胎儿头先露头已入盆。

(6)胎儿畸形:是单胎的2倍,联体双胎、无心畸形等为单卵双胎特有畸形。

【处理】

1.妊娠期处理

(1)一般处理:注意休息和营养,预防贫血及妊娠期高血压疾病等。

(2)预防早产:孕龄34周前出现产兆者应测量阴道后穹隆分泌物中的胎儿纤维连接蛋白及宫颈长度,胎儿纤维连接蛋白阳性且超声测量宫颈长度<3cm者近期早产可能性较大,应预防性使用宫缩抑制剂及糖皮质激素。

(3)及时防治妊娠期并发症:注意血压及尿蛋白、血胆汁酸、肝功能等。

(4)监护胎儿发育状况及胎位:动态超声及胎儿电子监测观察胎儿生长发育状况、宫内安危及胎位,发现胎儿致死性畸形应及时人工终止妊娠,发现 TTTS 可在胎儿镜下激光凝固胎盘表面可见血管吻合支,胎位异常一般不予处理。

(5)终止妊娠指征:合并急性羊水过多伴随明显的压迫站到状、胎儿致死性畸形、孕妇严重并发症、预产期已到尚未临产、胎盘功能减退等。

2.分娩期处理

(1)阴道分娩注意事项:①保持体力;②观察胎心变化;③注意宫缩和产程进展;④必要时行会阴后-侧切开术;⑤第一个胎儿娩出后由助手扶正并固定第二个胎儿为纵产式;⑥第一个胎儿娩出后立即钳夹脐带以预防胎儿失血或继续受血;⑦第一胎儿娩出后 15 分钟仍无宫缩可行人工破膜并静滴催产素;⑧一旦出现脐带脱垂、胎盘早剥等严重并发症应立即行阴道助产结束快速娩出第二胎儿。

(2)剖宫产指征:①第一胎儿为肩先露或臀先露;②孕龄 26 周以上的联体双胎;③其他:同单胎妊娠。

(3)积极防治产后出血:临产时备血,其余见产后出血。

第四节　巨大胎儿

胎儿体重达到或超过 4000g 者称为巨大胎儿。据国际妇产科组织统计,巨大胎儿的发生率为 5.3%,男婴多于女婴。国内巨大胎儿发生率为 5.62%~6.49%。体重超过 4500g 的发生率占 0.4%。巨大胎儿是胎儿性难产的原因之一,并发肩难产机会多,处理不当可发生子宫破裂、软产道损伤、新生儿窒息、颅内出血、锁骨骨折等,对母儿均极为不利。

一、病因

1.遗传因素

父母身材高大或父母在出生时为巨大胎儿者,易分娩巨大胎儿。

2.产次

某些经产妇胎儿体重随分娩次数增多而增加,产次越多,巨大胎儿发生率相应增加。

3.营养

孕妇饮食摄入过多且活动太少也是发生巨大胎儿的因素之一。

4.糖尿病

孕妇患轻型糖尿病或隐性糖尿病,常可分娩巨大胎儿。

5.过期妊娠

过期妊娠如胎盘功能良好,胎儿仍继续发育,可成为巨大胎儿。

二、诊断

1.病史

有巨大胎儿分娩史、糖尿病病史及肥胖患者,具有分娩巨大胎儿的可能性。夫妇身材高大或自身在出生时体重较大时,应警惕此次妊娠有发生巨大胎儿的可能性。

2.临床表现

孕妇体重增加迅速,妊娠晚期出现呼吸困难,腹部沉重及两肋胀痛等症状。

3.腹部检查

腹部明显膨隆,呈尖腹或悬垂腹。宫底高常＞40cm,腹围常＞110cm 先露部常不能衔接而浮动。除外双胎妊娠、羊水过多、胎儿畸形、妊娠合并腹部肿物以后,应考虑为巨大胎儿。

4.超声检查

双顶径达 10cm 以上,股骨长超过 7.8cm 以上,可能为巨大胎儿。胎儿头径及股骨长偏大者需进一步测胸围、腹围、肩径及皮下软组织厚度。若胎儿胸部横径大于双顶径 1.3cm、胸围大于头围 1.6cm,发生肩难产的可能性大,应提高警惕。

三、处理

(一)孕期处理

既往有巨大胎儿分娩史者,应检查孕妇有无糖尿病,必要时行糖耐量试验,可疑糖尿病者应积极控制血糖,防止此次妊娠发生巨大胎儿。孕期可疑有巨大胎儿倾向者,妊娠 36 周后可根据胎儿成熟度、胎盘功能及糖尿病控制情况,限期有计划性终止妊娠。对于已经诊断为巨大胎儿者,应根据胎儿大小、孕妇骨盆情况及产次,选择适宜的分娩方式。对于双顶径达 10cm 以上,股骨长超过 8.0cm 以上且胎儿胸部横径大于双顶径 1.3cm、胸围大于头围 1.6cm 者易发生肩难产,不宜试产。估计胎儿体重超过 4500g,产妇骨盆中等大小者不宜试产,应限期剖宫产分娩。

(二)分娩期处理

1.阴式分娩

经产妇,胎儿体重＜4500g,骨盆较宽敞者可以试产。巨大胎儿试产在分娩过程中应严密观察,监护产程进展及胎儿安危,认真填写产程图,防止产科并发症。第一产程中,因子宫过度膨胀,可导致原发或继发宫缩乏力。产程稍有延长就要及时找出原因,不宜试产过久。若第一产程及第二产程延长,胎头停止在中骨盆迟迟不能下降者也应尽早剖宫产。若胎头双顶径已达坐骨棘水平以下 2cm,第二产程延长时,可行较大会阴斜后切开后产钳助产。

在助产时特别要注意肩难产。当胎儿较大时,不宜过早进行外旋转,使胎儿双肩径沿骨盆入口横径或斜径下降至中骨盆,再协助旋转胎肩,使双肩径沿骨盆最大径线下降。

2.肩难产及其处理

巨大胎儿胎头娩出后,胎肩娩出困难,前肩被嵌顿在耻骨联合上方,用常规助产方法不能娩出胎儿,称肩难产。

见于巨大胎儿分娩时第一产程减速期延长或第二产程超过 1h,或困难的阴道助产,阻力较大或宫口开全后胎头下降缓慢。胎头娩出后胎颈缩回,胎肩被嵌顿,用常规办法胎肩仍不能娩出者,如能除外胎儿畸形应立即考虑为肩难产。

此时胎胸受压使胎儿不能呼吸,需保持镇静,准确快速处理。首先清理胎儿口腔及呼吸道黏液,查清发生肩难产的原因,行双侧阴部神经阻滞麻醉,使产道松弛。做足够大的侧切,有利助产操作。做好新生儿窒息复苏准备,同时采取以下手法:

(1)屈大腿法:令产妇尽量屈曲大腿,使双腿紧贴腹壁,双手抱膝,减小骨盆倾斜度使腰骶段脊柱前凹度缩小,耻骨联合升高数厘米,这时嵌顿于耻骨联合后的前肩自然松动,前肩即可娩出。

(2)压前肩法:助手在耻骨联合上方触到胎儿前肩并向后下加压,同时接产者牵引胎头,有助于嵌顿前肩的娩出。

(3)旋肩法:胎儿双肩嵌顿在骨盆入口前后径上。助产者手伸入阴道,放在胎儿肩峰与肩胛之间,握其后肩,另一手置胎儿前肩,双手加压旋转,使胎肩达骨盆斜径上,嵌顿的前肩松动得以娩出。也可将后肩旋转180°,在旋转过程中娩出后肩。旋转时注意勿旋转胎颈及胎头,以免损伤臂丛神经。

(4)牵后臂娩出后肩法:助产者手顺骶骨部伸入阴道,胎儿背在母体右侧用右手,在左侧用左手,将食指和中指放入胎儿后肘窝,然后以手压后肘窝,使胎儿屈后臂,然后握住胎儿的手,沿胸的方向将手臂牵出阴道而娩出后肩。

(5)死胎处理:如胎儿已死,立即行锁骨离断术,缩短双肩径,使胎儿易于娩出。

3.剖宫产

术前、术中及术后注意防止产后出血。宫壁切口要充分防止裂延,可疑糖尿病巨大胎儿者按早产儿处理,防止新生儿低血糖。

第五节　胎儿畸形

胎儿畸形泛指出生前胎儿期形成的各种异常,包括形态结构和功能方面的异常。形态结构的异常主要有3种:①先天畸形:指由于胚胎内部有异常而不能正常发育所致的结构缺陷。②先天变形:指胚胎内部无异常,本来可以发育成正常的胎儿,由于外界有不正常压力的压迫胎儿造成的结构改变。③先天阻断症:指原来已经正常发育好的组织又受到了宫内的损坏。本节主要介绍的是胎儿先天畸形,其发生的原因很多,主要与遗传、环境、食物、药物、微生物感染、母儿血型不合等有关。在围生儿死亡中胎儿畸形占第一位。

一、染色体异常综合征

(一)21三体综合征

即先天愚型,是人类最常见的一种染色体病,也是人类第1个被确诊的染色体病。自1866年由英国医师Langdom Down首次对此病做过临床描述,故称唐氏综合征。1959年法国Lejeune首先发现此病是由于多了一条21号染色体,故称21三体综合征。1965年Yunis用放射自显影及染色体显带技术确定,此额外的染色体根据大小应是第22号染色体,但考虑到临床上将21三体这一名称已习为所用,因此在1971年的巴黎会议决定仍沿用21三体这一名称,但在 Denver 体制的排号配对中,将第 21、22 号排序颠倒一下,即将较小的一对算作第 21 号排在 22 号前面,而较大的 22 号排在后面。该病发生的主要原因是由于父母的生殖细胞减数分裂时染色体不分离。其发生也与母亲的年龄、射线接触、病毒感染、服用致畸药物以及遗传因素等有关(表 6-1)。

表 6-1　21 三体综合征的主要特征

发生部位	症状	出现频率
发病率		1/600～1/800 新生儿
一般情况	男女均可发病,寿命长短不一。如无严重的心脏畸形,可活至成年。成活者有患白血病的倾向	
精神、神经	严重智力低下,IQ 最低＜25	100%
	肌张力低下	100%
头部	小头畸形	50%
	枕骨扁平	53%～82%
	秃发	非常常见
	发际低	80%
颈部	皮肤赘生皱褶	80%
面部	戏剧性表情(无意识地做鬼脸)	90%
眼	眼距宽、外眼角上斜	80%
	内眦赘皮	50%
鼻	鼻根低平	90%
口	伸舌(有时流涎,特别是婴幼期)	100%
	上颌发育差,腭弓高、短而窄	95%
心脏	各种先天性心脏病(常见室间隔缺损)	50%
手	手短而宽	60%
脚	第 1 和第 2 趾间距宽	65%

此病男性患者无生育能力,50% 为隐睾。女性患者偶有生育能力,所生子女 1/2 将发病,故须注意加强优生指导。另外,该病患者 IgE 较低,易发生呼吸道感染等,死亡率高。已经证明超氧化物歧化酶 1(SOD-1)基因位于第 21 号染色体上,而此病患者的 SOD-1 要比正常人高(1.45∶1)。故认为此酶的增高与 21 三体患者的痴呆症状有关。

目前,该病的诊断必须依靠产前胎儿细胞或产后新生儿染色体核型分析才能够确定诊断。由于该病仍无法治疗,所以应依靠及时、准确的产前筛查以尽早终止妊娠而减少该病患儿的出生。

近 10 年来,对唐氏综合征的产前筛查一直受到学者的重视,使得该领域的进展很快。从最初的孕妇年龄筛查发展到母体血清标志物筛查和超声筛查;从羊膜腔穿刺检查发展到早期绒毛膜活检和非创伤性母血中直接分离胎儿细胞;从胎儿细胞的染色体型分析发展到现在可用荧光原位杂交技术来诊断胎儿细胞的染色体异常。

妊娠早期,唐氏综合征与胎儿颈部透明度(NT)增高(B超测定)和孕妇血清 FreeB hCG 升高以及妊娠相关蛋白(PAPP-A)有关。NT 已被单独结合另两项血清标志物(结合试验)应用于其他筛查报告中。尽管这两项的血清标志物筛查试验的可靠性很高,但 NT 检查的可靠性是不确定的,这种不确定性导致妊娠早、中期筛查试验是否完善的争论。

妊娠中期筛查唐氏综合征,在过去的 10 年当中已被广泛采用,即根据就诊孕妇的不同血清标志物,再结合孕妇年龄得出该孕妇妊娠唐氏综合征胎儿的危险度。怀有患病胎儿时,孕妇血清中 AFP 和游离雌三醇降低,而 HCG 升高。测定该三种标志物的浓度,再结合年龄,组成了被广泛使用的三项试验。在通常的试验情况下,大约 5% 或更多已接受筛查试验的孕妇,需作羊水穿刺以保证 60%~80% 患病的胎儿被查出。大部分的筛查试验阴性的孕妇的胎儿是正常的,但假阳性结果仍然引起相当的恐慌。但通过联合筛查试验,这样的孕妇人数大为降低了,应该是较为可行的一种方法。

唐氏综合征的产前筛查是一种造福社会与家庭的事情,与肿瘤等疾病的早期筛查相比,明显地经济与高效。虽然目前广泛使用着妊娠中期的筛查,但随着联合筛查试验不断被认识,相信在不久的将来,它将会从现在的研究阶段进入到临床的常规应用中。

(二)18 三体综合征(Edward 综合征)

该病于 1960 年首先报告,发生率占新生儿的 0.3‰,女:男为 3:1,多数在胚胎期流产。该病的发生一般认为是由于母亲卵子减数分裂发生不分离所致,与母亲年龄、遗传、射线及病毒感染等有关。

1.诊断要点

(1)临床表现:生长发育迟缓、眼裂狭小、耳畸形低位、小颌、胸骨短小、骨盆小、船形足,手呈特殊指交叉握拳状,即拇指紧贴掌心,3、4 指紧贴手掌,2、5 指压于其上,肌张力高,90% 有先天性心脏病,以室间隔缺损及动脉导管未闭多见。25% 患者表现有通贯手。

(2)染色体诊断同上。

(3)超声检查。

2.治疗

90% 以上在胚胎早期自然流产而淘汰,除极少数患儿存活较长时间外,一般患儿于出生后仅存活 2 个月左右。肺炎、心脏畸形及多种其他畸形是导致患儿死亡的主要原因。产前诊断一旦确立,应征求孕妇及家属的意见进行引产。

二、单基因异常综合征

即单基因畸形综合征,临床可根据染色体结构改变并结合家系分析进行诊断,这里对可能造成分娩困难的 X 连锁脑积水综合征(家族性脑积水)做一介绍,该病为 X 连锁隐性遗传病,因大脑导水管狭窄造成脑室内外有大量脑脊液(500~3000ml)蓄积于颅腔内,致颅腔体积增大,颅缝明显变宽,囟门显著增大。

（一）诊断要点

（1）若为头先露,在耻骨联合上方触到宽大、骨质薄软、有弹性的头。胎头大于胎体并高浮,胎头跨耻征阳性。阴道检查可见盆腔空虚,胎先露部过高,颅缝宽,囟门大且紧张,颅骨软而薄,触之有如乒乓球的感觉。

（2）辅助检查:B 型超声在孕 20 周后,若脑室率-中线至侧脑室侧壁距离/中线致颅骨内缘距离＞0.5,应考虑脑积水的存在。胎头周径明显大于腹周径,颅内大部分被液性暗区占据,中线漂动。

（二）处理

应主要考虑母亲安全,若为头先露,确诊后应引产。宫口开大 3cm 行穿颅术,放出脑脊液。

三、多基因异常

神经管缺陷(NTDs):NTDs 系在胚胎发育早期(妊娠 21～28d),由于受到某些致畸因子的作用,使神经管不闭合所出现的一系列先天畸形。主要包括无脑儿、脑膜或脑膨出、脊柱裂。无脑儿生下后即死亡,而脊柱裂根据病变的部位及程度可存活而残废。NTDs 是国内最高发的先天畸形,全国发生率为 2.7‰,许多发达国家 NTDs 发生率均在 1‰左右。NTDs 主要为多基因遗传病,发病与环境关系密切,在我国北方七省 NTDs 发生率为 7‰,最高发生地为山西省。本病女胎多见,有人认为与绒毛膜促性腺激素(HCG)不足或胚胎受体细胞对 HCG 不敏感有关。现研究认为妊娠早期多种维生素及叶酸或维生素 B_{12} 的缺乏,以及高热或接触高温、桑拿浴等都与本病发生有关。本病可以在妊娠中期做母血清 AFP 测定,并辅以 B 型超声诊断,必要进行羊水穿刺做 AFP 及乙酰胆碱酯酶的测定。AFP 是糖蛋白,由胎儿肝脏及卵黄囊合成,其产生在胎儿具有时间规律,在母体中也有相似的规律。一般妊娠 16 周就可以从母血中检测到,32 周达高峰,以后逐渐降低。胚胎发育到 23～25d 前、后神经孔相继封闭、形成一个不与外周相通的神经管,如未能正常闭合则形成开放性神经管畸形如无脑儿、脊柱裂等。当胎儿存在这类畸形时,脑脊液中的 AFP 可直接进入羊水,造成羊水 AFP 水平显著升高。胎儿期神经尚未分化成熟,可溶性胆碱酯酶进入脑脊液较成人多,故通过检测此酶也可诊断神经管缺陷,并且其准确性较 AFP 更高。

（一）无脑儿

是先天畸形胎儿中最常见的一种,女胎比男胎多 4 倍。

1.诊断要点

（1）临床表现:特殊外观为无颅盖骨,双眼突出,颈短,若伴羊水过多常早产,否则为过期产。分两种类型,一种是脑组织变性坏死突出颅外,另一种类型是脑组织未发育。

（2）体征:腹部检查时,感觉胎头较小。肛门检查和阴道检查时,可扪及凹凸不平的颅底部。

（3）辅助检查如上所述,孕母血清标志物 AFP、HCG 等结合 B 型超声多可确诊。超声可在孕 10 周对无脑儿做出诊断。

（4）鉴别诊断：应与面先露、小头畸形、脑脊膜膨出相区别。大的脑脊膜膨出常伴有大面积颅骨缺损。孕 14 周后 B 型超声探查见不到圆形颅骨光环，头端有不规则瘤结，也可行 X 线摄片，无颅盖骨即可确诊。

2.处理

无脑儿无存活可能，一经确诊应引产，分娩多无困难，偶尔因头小不能充分扩张软产道而致胎肩娩出困难，需耐心等待。如伴有脑脊膜膨出造成分娩困难，可行毁胎术或穿颅。

（二）脊柱裂

属脊椎管部分未完全闭合的状态。胎儿脊柱在孕 8～9 周开始骨化，骨化过程若椎体两半不融合则形成脊椎裂，多发生在胸腰段，孕 18 周是发现的最好时机，20 周后表现明显，B 型超声可见脊柱间距变宽或形成角度呈 V 或 W 形，脊柱短小，不规则弯曲，不完整。严重者应终止妊娠。

四、其他

如环境、药物、微生物感染等所致的畸形，本节不做介绍。

第七章　异常分娩

第一节　产力异常

产力包括子宫肌、腹肌、膈肌及肛提肌的收缩力,以子宫肌收缩力为主。产力异常指子宫肌收缩力异常。

一、子宫收缩乏力

子宫收缩乏力指宫收缩虽有正常的节律性、对称性和极性,但间歇期长、持续时间短、收缩力弱,既不能促使子宫颈口逐渐扩张,也不能迫使胎儿逐渐下降,临产后即表现为子宫收缩乏力,称原发性宫缩乏力,导致潜伏期延长;如发生在产程某一阶段时,则为继发性宫缩乏力,常导致活跃期延长或停滞。

原因:头盆不称;胎位异常;精神因素;内分泌失调;子宫肌纤维过度伸展(羊水过多、多胎、巨大胎儿等)或变性(多次妊娠与分娩,曾有子宫急、慢性感染等);子宫发育不良或畸形;子宫肌瘤;临产后使用较大剂量镇静、镇痛药等引起。

【诊断标准】

1.临床表现

(1)子宫收缩协调,但间隔时间长、持续时间短、收缩力弱:待产妇有不同程度不适和疲劳。

(2)潜伏期延长:潜伏期>16 小时。

(3)活跃期延长:活跃期>8 小时。

(4)活跃期停滞:活跃期 2 小时内子宫颈口扩张无进展。

(5)胎头下降延缓或停滞:初产妇活跃晚期,胎头下降速度<1cm/h;经产妇<2cm/h。胎头不下降达 1 小时以上,为下降停滞。

(6)第二产程延长:宫口开全后,初产妇超过 2 小时,经产妇超过 1 小时尚未分娩。

(7)总产程>24 小时为滞产。

2.检查

(1)腹部检查:子宫收缩时,子宫硬度用手指压子宫底部肌壁仍有凹陷出现。

(2)肛门或阴道检查:子宫口开张速度:潜伏期<1cm/4h,活跃期<1.2cm/h。

【治疗原则】

1.第一产程

(1)运用四步触诊法复查胎产式及胎方位,重新估计胎儿大小。

(2)阴道检查:了解子宫颈口扩张程度,有无宫颈水肿、胎方位、胎先露高低及产瘤有无和大小;了解骨盆大小、形态,除外头盆不称。如发现产道及(或)胎位异常,估计不能经阴道分娩者,及时施行剖宫产术。

(3)估计可经阴道分娩而胎儿监测无窘迫征象,采取下列措施。

1)鼓励进食:摄入不足者,可予补液,纠正酸中毒、电解质紊乱。

2)产妇极度疲劳时,可给予哌替啶 50～100mg(潜伏期)或地西泮(活跃期)10mg 静脉或肌内注射,以期起到镇静及促进子宫颈口扩张作用。

3)经以上处理 2～4 小时后,如子宫收缩不见转强,或宫口无进展时,阴道内检查除外头盆不称后应加强子宫收缩,按下列步骤进行。①嘱排空膀胱排尿困难而膀胱胀满者,导尿。②破膜注意羊水流出量、颜色及性状。③静脉滴注催产素破膜后 0.5～1 小时,如宫缩不见转强,静脉滴注催产素加强宫缩。

2.第二产程

(1)胎头颅骨最低点未过坐骨棘,宫口开全已达或超过 2 小时或出现胎儿窘迫征象,应立即施行剖宫产术。

(2)第二产程延长,胎先露已达 S^{+3},可行产钳或胎头负压吸引器助产。

(3)慎防产后子宫收缩乏力性出血及产褥感染。

二、子宫收缩过强

子宫收缩过强是指子宫收缩的节律性、对称性和极性均正常,仅收缩力过强、收缩持续时间长而间歇期时间短。若头盆相称,过强宫缩可致子宫颈口迅速开全,分娩在短时间内结束,总产程不足 3 小时称急产,可致母体会阴、阴道甚至子宫颈裂伤;脱落产(BBA),因未消毒引起感染和会阴裂伤。过强宫缩使胎盘血循环受阻,易发生胎儿窘迫、新生儿窒息或死亡;胎儿娩出过快,不能适应外界压力的骤变,可发生颅内血管破裂出血;生产时,新生儿坠地,可发生骨折、外伤等。如头盆明显不称,过强宫缩可造成子宫破裂,危及母、儿安全。

【诊断标准】

(1)宫缩持续时间可长达 1 分钟,而间歇期可短至 1～2 分钟。宫缩极期时,子宫硬。

(2)产程进展迅速,子宫颈口扩张及胎头下降均快。

(3)头盆不称时,在子宫颈口扩张同时胎头迟迟不下降。

【治疗原则】

(1)凡有急产史的孕妇,尤其胎先露位置较低者,应在临产前提前住院待产。

(2)产程中吸氧及监测胎儿心率。

(3)宫缩过强时酌情给予阿托品 0.5～1mg,肌内注射,或 25％硫酸镁 10ml 溶于 5％葡萄糖溶液 20ml 中缓慢静脉滴注。

三、子宫收缩不协调

子宫收缩丧失对称性及极性,为无效宫缩。由于宫腔内张力高,易至胎儿缺氧。多由精神过度紧张或头盆不称或胎膜早破羊水过少引起。

【诊断标准】

(1)产妇感持续腹痛,拒按,呼叫,烦躁不安,疲惫不堪。

(2)子宫收缩纤颤样,宫缩间歇时子宫壁仍不放松或有压痛。

(3)胎心过速或不规律,有时胎位扪不清。

(4)子宫颈口不扩张,胎先露不下降。

【治疗原则】

(1)哌替啶 100mg,肌内注射,使产妇入睡,醒后可能恢复协调性收缩,产程得以顺利进展。

(2)如不协调性子宫收缩已被控制,头盆相称,但宫缩不强,可采用催产素静脉滴注催产。

(3)若不协调性子宫收缩未能纠正,伴有胎儿窘迫或头盆不称,应行剖宫产术。

四、子宫痉挛性狭窄环

子宫壁某段肌肉呈痉挛性不协调收缩所形成的环状狭窄,可出现于子宫任何部位,但子宫体部与下段交界处最为多见,也可围绕胎体小部位,如颈、腰处,或在子宫颈外口处。宫缩时,狭窄环上部的肌肉收缩传不到环的下部,产程停滞;环紧卡胎体,阻碍胎儿下降。多因精神过度紧张,粗暴的阴道操作使子宫局部受到强刺激,或滥用宫缩剂等引起。

【诊断标准】

(1)宫缩时,胎先露部不但不下降,反而上升;子宫颈口不但不扩张,反而缩小。

(2)腹部在子宫上、下段处有狭窄环使子宫呈葫芦形,此环不随宫缩上移。

(3)阴道检查有时可在子宫腔内触及坚硬而无弹性的环状狭窄,环的上、下部分均不紧张。

【治疗原则】

(1)立即停止阴道操作或停用宫缩剂。

(2)给予镇静解痉剂,哌替啶 100mg,肌内注射或阿托品 1mg 或 25%硫酸镁 20ml 稀释后,在 5～10 分钟内缓慢静脉推注。

(3)若经上述处理,狭窄环仍不松弛,且出现胎儿窘迫,应行剖宫术,子宫切口视术中狭窄环的位置而定。

(4)如宫口已开全,胎先露已入盆,可在麻醉下,试行阴道助产结束分娩。

第二节 骨产道异常

骨盆径线过短或形态异常,致使骨盆腔小于胎先露部可通过的限度,阻碍胎先露部下降,影响产程顺利进展,称为狭窄骨盆。狭窄骨盆可以为一个径线过短或多个径线同时过短,也可以为一个平面狭窄或多个平面同时狭窄。当一个径线狭窄时,要观察同一个平面其他径线的大小,再结合整个骨盆腔大小与形态进行综合分析,做出正确判断。

一、狭窄骨盆的分类

1.骨盆入口平面狭窄

分 3 级:Ⅰ级为临界性狭窄,骶耻外径 18cm,入口前后径 10cm,绝大多数可以经阴道自然分娩;Ⅱ级为相对性狭窄,骶耻外径 16.5～17.5cm,入口前后径 8.5～9.5cm,需试产后才能决定是否可以经阴道分娩;Ⅲ级为绝对性狭窄,骶耻外径≤16.0cm,入口前后径≤8.0cm,必须以剖宫产结束分娩。在临床实践中常遇到的是前两种。我国妇女常见以下两种类型:

(1)单纯扁平骨盆:骨盆入口呈横扁圆形,骶岬向前下突出,使骨盆入口前后径缩短而横径正常。

(2)佝偻病性扁平骨盆:童年患佝偻病,骨骼软化使骨盆变形,骶岬被压向前,骨盆入口前后径明显缩短,使骨盆入口呈横的肾形,骶骨下段向后移,失去骶骨正常弯度,变直向后翘。尾骨呈钩状突向骨盆出口平面。由于髂骨外展,使髂棘间径≥髂嵴间径;由于坐骨结节外翻,耻骨弓角度增大,骨盆出口横径变宽。

2.中骨盆及骨盆出口平面狭窄

分三级:临界性狭窄,坐骨棘间径 10cm,坐骨结节间径7.5cm;相对性狭窄,坐骨棘间径 8.5～9.5cm,坐骨结节间径 6.0～7.0cm;绝对性狭窄,坐骨棘间径≤8.0cm,坐骨结节间径≤5.5cm。我国妇女常见以下两种类型:

(1)漏斗骨盆:骨盆入口各径线值正常。两侧骨盆壁向内倾斜,状似漏斗得名。其特点是中骨盆及骨盆出口平面均明显狭窄,使坐骨棘间径、坐骨结节间径缩短,耻骨弓角度＜90°。坐骨结节间径与出口后矢状径之和＜15cm,常见于男型骨盆。

(2)横径狭窄骨盆:与类人猿型骨盆类似。骨盆入口、中骨盆及骨盆出口横径均缩短,前后径稍长,坐骨切迹宽。测量骶耻外径值正常,但髂棘间径及髂嵴间径均缩短。中骨盆及骨盆出口平面狭窄,产程早期无头盆不称征象,当胎头下降至中骨盆或骨盆出口时,常不能顺利地转成枕前位,形成持续性枕横位或枕后位造成难产。

3.骨盆三个平面狭窄

骨盆外形属女型骨盆,但骨盆入口、中骨盆及骨盆出口平面均狭窄,每个平面径线均小于正常值2cm 或更多,称为均小骨盆,多见于身材矮小、体形匀称的妇女。

4.畸形骨盆

骨盆失去正常形态称畸形骨盆。仅介绍下列两种:

(1)骨软化症骨盆:现已罕见。系因缺钙、磷、维生素 D 以及紫外线照射不足,使成人期内质矿化障碍,被类骨组织代替,骨质脱钙、疏松、软化。由于受躯干重力及两股骨向内上方挤压,使骶岬突向前,耻骨联合向前突出,骨盆入口平面呈凹三角形,坐骨结节间径明显缩短,严重者阴道不能容纳 2 指。一般不能经阴道分娩。

(2)偏斜骨盆:系一侧髂骨翼与髋骨发育不良所致骶髂关节固定,以下肢和髋关节疾病,引起骨盆一侧斜径缩短的偏斜骨盆。

二、狭窄骨盆的临床表现

1.骨盆入口平面狭窄的临床表现

(1)胎头衔接受阻:一般情况下初产妇在妊娠末期,即预产期前1～2周或临产前胎头已衔接,即胎头双顶径进入骨盆入口平面,颅骨最低点达坐骨棘水平。若入口狭窄时,即使已经临产胎头仍未入盆,经检查胎头跨耻征阳性。胎位异常如臀先露、面先露或肩先露的发生率是正常骨盆的 3 倍。脐带脱垂发生率增加 6 倍。

(2)若已临产,根据骨盆狭窄程度、产力强弱、胎儿大小及胎位情况不同,临床表现也不尽相同:①骨盆临界性狭窄:若胎位、胎儿大小及产力正常,胎头常以矢状缝在骨盆入口横径衔接,多取后不均倾势,即后顶骨先入盆,后顶骨逐渐进入骶凹处,再使前顶骨入盆,则矢状缝位于骨盆入口横径上成头盆均倾势。临床表现为潜伏期及活跃期早期延长,活跃期后期产程进展顺利。若胎头迟迟不入盆,此时常出现胎膜早破,其发生率为正常骨盆的 4～6 倍。由于胎膜早破母儿可发生感染,胎头不能紧贴宫颈内口诱发反射性宫缩,常出现继发性宫缩乏力。潜伏期延长,宫颈扩张缓慢。②骨盆绝对性狭窄:若产力、胎儿大小及胎位均正常,但胎头仍不能入盆,常发生梗阻性难产。这种情况可出现病理缩复环,甚至子宫破裂。如胎先露部嵌入骨盆入口时间较长,血液循环障碍,组织坏死,可形成泌尿生殖道瘘。在强大的宫缩压力下,胎头颅骨重叠,严重时可出现颅骨骨折及颅内出血。

2.中骨盆平面狭窄的临床表现

(1)胎头能正常衔接:潜伏期及活跃期早期进展顺利。当胎头下降达中骨盆时,由于内旋转受阻,胎头双顶径被阻于中骨盆狭窄部位之上,常出现持续性枕横位或枕后位。同时出现继发性宫缩乏力,活跃期后期及第二产程延长,甚至第二产程停滞。

(2)胎头受阻于中骨盆:有一定可塑性的胎头开始变形,颅骨重叠,胎头受压,使软组织水肿,产瘤较大,严重时可发生脑组织损伤、颅内出血及胎儿宫内窘迫。若中骨盆狭窄程度严重,宫缩又较强,可发生先兆子宫破裂及子宫破裂。强行阴道助产,可导致严重软产道裂伤及新生儿产伤。

3.骨盆出口平面狭窄的临床表现

骨盆出口平面狭窄与中骨盆平面狭窄常同时存在。若单纯骨盆出口平面狭窄者,第一产程进展顺利,胎头达盆底受阻,第二产程停滞,继发性宫缩乏力,胎头双顶径不能通过出口横径,强行阴道助产,可导致软产道、骨盆底肌肉及会阴严重损伤,胎儿严重产伤,对母儿危害极大。

三、狭窄骨盆的诊断

在分娩过程中,骨盆是个不变因素。狭窄骨盆影响胎位和胎先露部在分娩机制中的下降及内旋转,也影响宫缩。在估计分娩难易时,骨盆是首先考虑的一个重要因素。在妊娠期间应查清骨盆有无异常,有无头盆不称,及早做出诊断,以决定适当的分娩方式。

1.病史

询问孕妇有无佝偻病、脊髓灰质炎、脊柱和髋关节结核以及外伤史。若为经产妇,应了解既往有无难产史及新生儿有无产伤等。

2.全身检查

测量身高,孕妇身高<145cm 应警惕均小骨盆。观察孕妇体形,步态有无跛足,有无脊柱及髋关节畸形,米氏菱形窝是否对称,有无尖腹及悬垂腹等。

3.腹部检查

(1)一般检查:观察腹型,尺测子宫长度及腹围,B型超声观察胎先露部与骨盆关系,还应测量胎头双顶径、胸径、腹径、股骨长,预测胎儿体重,判断能否通过骨产道。

(2)胎位异常:骨盆入口狭窄往往因头盆不称、胎头不易入盆导致胎位异常,如臀先露、肩先露。中骨盆狭窄影响已入盆的胎头内旋转,导致持续性枕横位、枕后位等。

(3)估计头盆关系:在正常情况下,部分初孕妇在预产期前2周,经产妇于临产后,胎头应入盆。若已临产,胎头仍未入盆,则应充分估计头盆关系。检查头盆是否相称的具体方法为孕妇排空膀胱,仰卧,两腿伸直。检查者将手放在耻骨联合上方,将浮动的胎头向骨盆腔方向推压。若胎头低于耻骨联合前表现,表示胎头可以入盆,头盆相称,称胎头跨耻征阴性;若胎头与耻骨联合前表面在同一平面,表示可疑头盆不称,称胎头跨耻征可疑阳性;若胎头高于耻骨联合前表面,表示头盆明显不称,称胎头跨耻征阳性。对出现跨耻征阳性的孕妇,应让其取两腿屈曲半卧位,再次检查胎头跨耻征,若转为阴性,提示为骨盆倾斜度异常,而不是头盆不称。

4.骨盆测量

(1)骨盆外测量:骨盆外测量的结果可以间接反映出真骨盆的大小。骨盆外测量各径线<正常值2cm或能上能下为均小骨盆。骶耻外径<18cm为扁平骨盆。坐骨结节间径<8cm,耻骨弓角度90°,为漏斗型骨盆。骨盆两侧斜径(以一侧髂前上棘至对侧髂后上棘间的距离)及同侧直径(从髂前上棘至同侧髂后上棘间的距离)相差>1cm为偏斜骨盆。

(2)骨盆内测量:骨盆外测量发现异常,应进行骨盆内测量。对角径<11.5cm,骶岬突出为骨盆入口平面狭窄,属扁平骨盆。中骨盆平面狭窄及骨盆出口平面狭窄往往同时存在,应测量骶骨前面弯度、坐骨棘间径、坐骨切迹宽度(即骶棘韧带宽度)。若坐骨棘间径<10cm,坐骨切迹宽度<2横指,为中骨盆平面狭窄。若坐骨结节间径<8cm,应测量出口后矢状径及检查骶尾关节活动度,估计骨盆出口平面的狭窄程度。若坐骨结节间径与出口后矢状径之和<15cm,为骨盆出口平面狭窄。

四、狭窄骨盆对母儿影响

1.对产妇的影响

若为骨盆入口平面狭窄,影响胎先露部衔接,容易发生胎位异常,由于胎先露部被隔在骨盆入口之上,常引起继发性宫缩乏力,导致产程延长或停滞。若为中骨盆平面狭窄,影响胎头内旋转,容易发生持续性枕横位或枕后位。胎头长时间嵌顿于产道内,压迫软组织引起局部缺血、水肿、坏死、脱落,于产后形成生殖道瘘;胎膜早破及手术助产增加感染机会。严重梗阻性难产若不及时处理,可导致先兆子宫破裂,甚至子宫破裂,危及产妇生命。

2.对胎儿及新生儿的影响

头盆不称易发生胎膜早破、脐带脱垂,脐带脱垂发生率是正常产妇的4~6倍,导致胎儿窘迫,甚至胎儿死亡;产程延长,胎头受压,缺血缺氧容易发生颅内出血;产道狭窄,手术助产机会增多,易发生新生儿产伤及感染。

五、狭窄骨盆分娩时处理

首先应明确狭窄骨盆类别和程度,了解胎位、胎儿大小、胎心率、宫缩强弱、宫口扩张程度、胎先露下降程度、破膜与否,结合年龄、产次、既往分娩史进行综合判断,决定分娩方式。

1.一般处理

在分娩过程中,应安慰产妇,使其精神舒畅,信心倍增,保证营养及水分的摄入,必要时补液。还需注意产妇休息,要监测宫缩强弱,勤听胎心,检查胎先露部下降及宫口扩张程度。

2.骨盆入口平面狭窄的处理

(1)明显头盆不称(绝对性骨盆狭窄):骶耻外径≤16cm,骨盆入口前后径≤8.0cm,胎头跨耻征阳性者,足月活胎不能入盆,不能经阴道分娩。应在临产后行剖宫产术结束分娩。

(2)轻度头盆不称(相对性骨盆狭窄):骶耻外径 16.5～17.5cm,骨盆入口前后径 8.5～9.5cm,胎头跨耻征可疑阳性。足月活胎体重<3000g,胎心率及产力均正常,应在严密监护下试产。胎膜未破者可在宫口扩张 3cm 时行人工破膜。若破膜后宫缩较强,产程进展顺利,多数能经阴道分娩。试产过程中若出现宫缩乏力,可用缩宫素静脉滴注加强宫缩。试产 2～4h,胎头仍迟迟不能入盆,宫口扩张缓慢,或伴有胎儿窘迫征象,应及时行剖宫产术结束分娩。若胎膜已破,为了减少感染,应适当缩短试产时间。

骨盆入口平面狭窄,主要为扁平骨盆的妇女,于妊娠末期或临产后,胎头矢状缝只能衔接于骨盆入口横径上。胎头侧屈使其两顶骨先后依次入盆,呈不均倾势嵌入骨盆入口,称为头盆均倾不均,若前顶骨先嵌入,矢状缝偏后,称前不均倾;若后顶骨先嵌入,矢状缝偏前,称后不均倾,当胎头双颅骨均通过骨盆入口平面时,即能较顺利地经阴道分娩。

3.中骨盆及骨盆出口平面狭窄的处理

在分娩过程中,胎儿在中骨盆平面完成俯屈及内旋转动作。若中骨盆平面狭窄,则胎头俯屈及内旋转受阻,易发生持续性枕横位或枕后位。产妇多表现活跃期或第二产程延长及停滞、继发性宫缩乏力等。若宫口开全,胎头双顶径达坐骨棘水平或更低,可经阴道徒手旋转胎头为枕前位,待其自然分娩,或行产钳或胎头吸引术助产。若胎头双顶径未达坐骨棘水平,或出现胎儿窘迫征象,应行剖宫产术结束分娩。

骨盆出口平面是产道的最低部位,应于临产前对胎儿大小、头盆关系做出充分估计,决定能否经阴道分娩,诊断为骨盆出口狭窄,不应进行试产。若发现出口横径狭窄,耻骨弓角度变锐,耻骨弓下三角空隙不能利用,胎先露部向后移,利用出口后三角空隙娩出。临床上常用出口横径与出口后矢状径之和估计出口大小。若两者之和>15cm 时,多数可经阴道分娩,有时需用胎头吸引术或产钳术助产,应做较大的会阴后一侧切开,以免会阴严重撕裂。若两者之和<15cm,足月胎儿不易经阴道分娩,应行剖宫产术结束分娩。

4.骨盆三个平面狭窄的处理

主要是均小骨盆。若估计胎儿不大,胎位正常,头盆相称,宫缩好,可以试产,通常可通过胎头变形和极度俯屈,以胎头最小径线通过骨盆腔,可能经阴道分娩。若胎儿较大,有明显头盆不称,胎儿不能通过产道,应尽早行剖宫产术。

5.畸形骨盆的处理

根据畸形骨盆种类、狭窄程度、胎儿大小、产力等情况具体分析。若畸形严重,明显头盆不称者,应及早行剖宫产术。

第三节　软产道异常

软产道包括子宫下段、宫颈、阴道及骨盆底软组织构成的弯曲管道。软产道异常所致的难产少见,容易被忽视。应于妊娠早期常规行双合诊检查,了解软产道有无异常。

一、外阴异常

1.会阴坚韧

多见于初产妇,尤其 35 岁以上高龄初产妇更多见。由于组织坚韧,缺乏弹性,会阴伸展性差,使阴道口狭小,在第二产程常出现胎先露部下降受阻,且可于胎头娩出时造成会阴严重裂伤。分娩时,应作预防性会阴后一侧切开。

2.外阴水肿

重度子痫前期、重症贫血、心脏病及慢性肾炎孕妇,在有全身水肿的同时,可有重度外阴水肿,分娩时妨碍胎先露部下降,造成组织损伤、感染和愈合不良等情况。在临产前,可局部应用 50%硫酸镁液湿热敷;临产后,仍有严重水肿者,可在严格消毒下进行多点针刺皮肤放液。分娩时,可行会阴后一侧切开。产后加强局部护理,预防感染。

3.外阴瘢痕

外伤、药物腐蚀或炎症后遗症瘢痕挛缩,可使外阴及阴道口狭小,影响胎先露部下降。若瘢痕范围不大,分娩时可作会阴后一侧切开。若瘢痕过大,扩张困难者,应行剖宫产术。

二、阴道异常

1.阴道横膈

横膈较坚韧,多位于阴道上、中段。在横膈中央或稍偏一侧常有一小孔,易被误认为宫颈外口。若仔细检查,在小孔上方可触及逐渐开大的宫口边缘,而该小孔直径并不变大。阴道横膈影响胎先露下降,当横膈被撑薄,此时可在直视下自小孔处将膈做 X 形切开。膈被切开后,因胎先露部下降压迫,通常无明显出血,待分娩结束再切除剩余的膈,用肠线间断或连续锁边缝合残端。若横膈高且坚厚,阻碍胎先露部下降,则需行剖宫产术结束分娩。

2.阴道纵隔

阴道纵隔若伴有双子宫、双宫颈,位于一侧子宫内的胎儿下降,通过该侧阴道分娩时,纵隔被推向对侧,分娩多无阻碍。当阴道纵隔发生于单宫颈时,有时纵隔位于胎先露部的前方,胎先露部继续下降,若纵隔薄可自行断裂,分娩无阻碍。若纵隔厚阻碍胎先露部下降时,须在纵隔中间剪断,待分娩结束后,再剪除剩余的隔,用肠线间断或连续锁边缝合残端。

3.阴道狭窄

由产伤、药物腐蚀、手术感染致使阴道瘢痕挛缩形成阴道狭窄者,若位置低、狭窄轻,可做较大的会阴后一侧切开,经阴道分娩。若位置高、狭窄重、范围广,应行剖宫产术结束分娩。

4.阴道尖锐湿疣

妊娠期尖锐湿疣生长迅速,早期可治疗。体积大、范围广泛的疣可阻碍分娩,易发生裂伤、血肿及感染。为预防新生儿喉乳头瘤行剖宫产术。

5.阴道囊肿和肿瘤

阴道壁囊肿较大时,阻碍胎先露部下降,此时可行囊肿穿刺抽出其内容物,待产后再选择时机进行处理。阴道内肿瘤阻碍胎先露部下降而又不能经阴道切除者,均应行剖宫产术,原有病变待产后再行处理。

三、宫颈异常

1.宫颈外口黏合

多在分娩受阻时被发现。当宫颈管已消失而宫口却不扩张,仍为一很小的孔,通常用手指稍加压力分离黏合的小孔,宫口即可在短时间内开全。但有时为使宫口开大,需行宫颈切开术。

2.宫颈水肿

多见于扁平骨盆、持续性枕后位或滞产,宫口未开全过早使用腹压,致使宫颈前唇长时间被压于胎头与耻骨联合之间,血液回流受阻引起水肿,影响宫颈扩张。轻者可抬高产妇臀部,减轻胎头对宫颈压力,也可于宫颈两侧各注入 0.5% 利多卡因 5～10ml 或地西泮 10mg 静脉推注,待宫口近开全,用手将水肿的宫颈前唇上推,使其逐渐越过胎头,即可经阴道分娩。若经上述处理无明显效果,宫口不继续扩张,可行剖宫产术。

3.宫颈坚韧

常见于高龄初产妇,宫颈缺乏弹性或精神过度紧张使宫颈挛缩,宫颈不易扩张。此时可静脉推注地西泮 10mg。也可于宫颈两侧各注入 0.5% 利多卡因 5～10ml,若不见缓解,应行剖宫产术。

4.宫颈瘢痕

宫颈锥形切除术后、宫颈裂伤修补后感染、宫颈深部电烙术后等所致的宫颈瘢痕,虽于妊娠后软化,若宫缩很强,宫口仍不扩张,不宜久等,应行剖宫产术。

5.宫颈癌

此时宫颈硬而脆,不应经阴道分娩,应行剖宫产术,术后放疗。若为早期浸润癌,可先行剖宫产术,随即行广泛性子宫切除术及盆腔淋巴结清扫术。

6.宫颈肌瘤

生长在子宫下段及宫颈部位的较大肌瘤,占据盆腔或阻塞于骨盆入口时,影响胎先露部进入骨盆入口,应行剖宫产术。若肌瘤在骨盆入口以上而胎头已入盆,肌瘤不阻塞产道则可经阴道分娩,肌瘤待产后再行处理。

第四节 胎位异常

一、臀位

因先露不同,分为单臀先露(腿直臀先露)、完全臀先露(先露为臀和双足)及不完全臀先露[足及(或)膝先露]。均以胎儿骶骨为指示点,有骶左前、骶左横、骶左后、骶右前、骶右横、骶右后 6 种胎方位。

【诊断标准】

1.腹部检查

胎体纵轴与母体纵轴一致,于子宫底部触及圆而硬的胎头;在耻骨联合上方扪及较软、宽而不规则的胎臀;胎心音以脐部左上方或右上方最为清楚。

2.肛门检查或阴道检查

胎先露较低时,可触及较软、形状不规则的胎臀、足或膝,如宫颈已扩张 2cm 以上、胎膜已破,可扪及胎臀、肛门。

3.辅助检查

B 超检查可提示臀先露类型。并可测量胎儿双顶径等各径线以推算胎儿体重,了解胎头仰伸程度。

【治疗原则】

1.妊娠期

妊娠 32 周后发现臀位,无合并症、无不良孕产史、无脐带绕颈者可试予矫正。

(1)膝胸卧位:每日 2 次,每次 15 分钟。1 周为一疗程,如有不适或胎动改变立即停止。

(2)艾灸或激光照射至阴穴:每日 1 次,每次 15 分钟,共 1 周。

2.分娩期

胎儿无畸形,初产、足月单胎臀位,足先露、胎儿估计≥3500g,胎头仰伸,骨盆任一平面狭窄,高年初产,珍贵胎儿,以选择性剖宫产结束妊娠为妥。产道正常,经产臀位、胎儿较小,单臀先露,应争取阴道分娩。决定试产者,处理如下。

(1)第一产程:

1)产妇取左侧卧位,不灌肠,不作肛查,尽可能保持胎膜完整。

2)胎膜自破时,立即听胎心,并检查有无脐带脱出。持续胎心监护或每 10～15 分钟听胎心 1 次。堵臀过程中每次宫缩后听胎心。

3)严密观察产程,进入活跃期后,子宫颈扩张进度在初产妇至少应为 1cm/h,经产妇应达 1.5cm/h;胎先露下降进度应与子宫颈扩张平行。

4)如宫缩时在阴道口见到胎臀或胎足,应消毒外阴部做阴道检查以明确子宫颈扩张情况。即使子宫颈口已开全,为使阴道得以充分扩张、胎臀得以继续下降,应于宫缩时,用消毒治疗巾以手掌堵住阴道口,直至冲力甚大,估计胎臀即将娩出时,才准备接产。注意胎心变化,排空膀胱,并做好新生儿窒息的抢救准备。

5)如活跃期子宫颈扩张停滞、宫颈口开全而胎臀仍在坐骨棘水平以上,一般不用催产素静脉滴注,改行剖宫产术结束分娩。

6)产程中发生脐带脱垂,如宫颈开全有条件阴道分娩即做臀牵引术,若宫口未开全立即取臀高位将脐带轻轻还纳并手托在阴道内以最快速度在原地行剖宫产术。

(2)第二产程:

1)经产妇,胎儿不大,产力良好,等待自然分娩。

2)初产妇行会阴侧切术。避免在胎儿脐孔达会阴之前牵引。待胎儿脐部娩出会阴,接产者用双手按分娩机转协助胎肩、胎手及胎头娩出。娩出胎头时,不可猛力牵拉,慎防造成颅内出血或臂丛神经损伤;亦可用后出头产钳助娩。胎儿脐部娩出后,一般须在 7 分钟内娩出胎头。

二、横位

根据胎头在母体左或右侧、胎儿肩胛朝向前方或后方,分为肩左前、肩左后、肩右前、肩右后 4 种胎方位。

【诊断标准】

1.腹部检查

子宫呈横椭圆形,子宫底高度较妊娠月份为低,耻骨联合上方空虚。在母体腹部一侧触及胎头,另侧为胎臀。胎心音在脐周最清楚。

2.肛门或阴道检查

胎膜未破时,先露部在骨盆入口上方,不能触及。若胎膜已破、子宫颈已扩张,可触及胎儿肩胛骨、肋骨及腋窝。如胎手已脱出子宫颈口,可用握手法鉴别为胎儿左手或右手。

3.辅助检查

B超检查能准确探清肩先露,并能确定具体胎位。

【治疗原则】

1.妊娠期

妊娠 30 周后发现横位,有明确的原因不必纠正,否则可试用膝胸卧式、艾灸或激光照射至阴穴位等方法纠正。

2.分娩期

(1)有骨盆狭窄、难产史、前置胎盘等产科指征者,行剖宫产术结束分娩。

(2)经产妇临产早期,腹壁松弛,胎膜未破,行外倒转术后,用腹带固定胎位。倒转术失败或胎膜已破者,行剖宫产手术。

(3)子宫先兆破裂,无论胎儿是否存活,立即行剖宫产术。子宫感染严重者,同时行子宫切除术。

(4)胎儿已死亡,无子宫先兆破裂者,待宫口开全或接近开全时,在全身麻醉下行断头术或碎胎术。

（5）凡经阴道分娩者,胎盘娩出后应常规探查子宫颈、子宫下段及子宫体腔有无裂伤,及时处理。术前、术后应用抗生素防治感染。

三、持续性枕后位

分娩过程中,胎头枕部位于母体骨盆后方,经充分试产,当分娩以任何方式结束时不论胎头在骨盆哪个平面胎头枕部仍位于骨盆后方者称持续性枕后位。

【诊断标准】

1.腹部检查

头位,在母体腹前壁扪及胎儿肢体,胎背偏向侧方。胎心音在脐下偏外侧较响亮。如胎头俯屈不良,胎背直伸,前胸贴近母体腹壁,则胎心音可在腹中线处闻及。

2.肛门检查或阴道检查

胎头矢状缝在骨盆右或左斜径上,大囟门在骨盆前方,小囟门在骨盆后方。若因胎头水肿、颅骨重叠,囟门扪不清,可从胎儿耳郭及耳屏位置、方向确定胎头方位。

3.辅助检查

B超检查时,根据胎头双顶径、颜面及枕部位置,可准确判断胎头方位。

【治疗原则】

(1)体位纠正,向胎背方向侧卧,即左枕后向左侧,右枕后向右侧以利胎头枕部转向前方。

(2)活跃晚期,若胎头下降延缓(进度<1cm/h)或阻滞(停滞不下 1 小时以上);或宫颈严重水肿;或出现胎儿窘迫现象,经处理后不进展应行剖宫产术。

(3)宫口开全,胎头下降,先露达$\geqslant S^{+3}$时,准备产钳助娩。注意胎头塑形严重造成先露低的假象,先试用手旋转胎头枕部向前,使矢状缝与骨盆出口前后一致,如转成枕前位困难,可转成枕后位,然后产钳助产。

(4)胎盘排出后,立即检查软产道损伤。

四、持续性枕横位

临产后,胎头矢状缝取骨盆入口横或斜径入盆,在下降过程中未能完成内旋转者,经充分试产,分娩结束时仍持续于枕横位者称持续性枕横位。

【诊断标准】

1.腹部检查

胎背在母腹一侧,对侧为小肢体。胎头横阔。胎心音在胎背侧最清楚。

2.肛门或阴道检查

胎头矢状缝位于骨盆横径上。

【治疗原则】

(1)密切观察胎头下降情况。

(2)胎头已入盆而出现第二产程停滞时,做阴道检查,徒手旋转胎头使其矢状缝与骨盆出口前后径一致,继续等待。若不成功,第二产程延长,胎头矢状缝仍位于骨盆出口横位上而先露已达 S^{+3},可用吸引器边旋转边牵引。也可用手转儿头为枕前位产钳助产。如手转儿头困难,亦可用 K 氏产钳回转助产。

五、高直位

胎儿以不屈不伸姿势位于骨盆入口之上,其矢状缝与骨盆入口前后径相一致,偏离不超过 15°,称高直位。胎头枕骨贴近耻骨联合者,为高直前位;枕骨靠近骶岬者,为高直后位。

【诊断标准】

1.腹部检查

高直前位时,胎背靠近母体腹前壁,耻骨联合后方正中稍显隆起,触摸胎头有较正常狭小感。高直后位时,胎儿小肢体靠近母体腹前壁,在下腹正中可触及胎儿下颏。无论高直前位还是高直后位,胎儿躯干较直,胎心音位置较高,在母体腹中线上。

2.阴道检查

胎头矢状缝与骨盆前入口后径一致。根据大小囟门位置,判断为高直后位(枕骶位)或高直前位(枕耻位)。

3.辅助检查

B超可探明胎头矢状缝位于骨盆入口前后径上,而双顶径位于骨盆入口横径上。

【治疗原则】

1.高直后位

多需行剖宫产术结束分娩。

2.高直前位

如胎儿较小、宫缩较强,可严密观察胎头是否俯屈、下降。如胎头双顶径达到或超过坐骨棘水平,有可能产钳助产。若胎头进一步仰伸成为颜面先露或额先露,产程无进展,应行剖宫产术。

六、颜面位

颜面先露,颜部最低,以下颏为指示点,其有颏左前、颏左横、颏左后、颏右前、颏右横、颏右后 6 种方位。

【诊断标准】

1.腹部检查

胎体伸直,故子宫底较高,在子宫底部扪及胎臀,颏前位时胎儿肢体靠近母体腹壁,故易于触及,而胎心音由胸部传出,故在胎儿肢体侧最响亮。颏后位时,耻骨联合上方触及胎儿枕骨隆突与胎背间有明显凹沟,胎心音多较远且轻。

2.阴道检查

触及软硬不均、不规则的颜面部,能辨明胎儿的口、鼻、颧、眼、颏各部。按颏部位置确定颏前或颏后位。

3.辅助检查

B超可较早确定胎位及除外胎儿畸形。

【治疗原则】

(1)凡骨盆狭窄、高龄产妇、胎儿窘迫,无论额前或额后位,尽早行剖宫产术结束分娩。

(2)经产妇,产道与产力正常,额前位者,可考虑等待其自然分娩,必要时子宫颈口开全且额部抵达骨盆底后,以产钳助产。额后位者,不能经阴道分娩,必须行剖宫产术。

第五节　胎儿因素

一、巨大胎儿

胎儿出生体重≥4000g,称为巨大胎儿。由于胎儿较大及胎头不易变形,即使胎位、产道及产力均正常,也常造成难产。

【诊断标准】

1.腹部检查

子宫底高度、腹围的增长超过正常范围;妊娠图显示在第90百分位数以上;无羊水过多征象;触诊胎体大、胎头也大。

2.辅助检查

B超检查胎儿双顶径、股骨长、腹围等值均超过正常范围。宫高+腹围≥140cm,双顶径+股骨长>17cm常提示巨大儿可能性大。

【治疗原则】

(1)孕期筛查有无糖尿病,如合并GDM,予以积极治疗。

(2)妊娠晚期估计有无头盆不称,估计胎儿体重>4500g者,为防止发生肩难产,应选择剖宫产。

(3)如估计胎儿体重4000g左右,无明显头盆不称,可予试产,但试产时间不宜过久,临产后密切观察胎头下降和枕位情况,必要时行剖宫产术。

(4)试产成功,胎头娩出后,尚需警惕肩难产,应做好处理准备。

二、脑积水

【诊断标准】

1.腹部检查

在子宫底部或耻骨联合上方扪及宽大、较软、似有弹性的胎头。

2.阴道检查

如为头先露而宫颈口已扩张,可扪及胎头颅缝增宽,囟门大且紧张,颅骨骨质软而薄,触之有乒乓球样感觉。

3.辅助检查

(1)B超:胎头双顶径增宽,脑室扩大,脑室宽度>1/3大脑半球直径,脑积水可疑;>1/2大脑半球直径,可以诊断。

（2）X线：腹部摄片可见胎儿颅骨轮廓增大、骨质薄，颅缝增宽，囟门宽大，颜面部分相对变小等影像。

【治疗原则】

一旦确诊，应及早引产。临产后可行穿颅术，避免母体损害。臀先露者，待胎体娩出后，穿刺胎头后液。使胎头体积缩小后再牵出。

三、无脑儿

【诊断标准】

1.腹部检查

感觉胎头较小。

2.阴道检查

扣及凹凸不平的颅底部，应与臀位或颜面位鉴别。

3.辅助检查

（1）B超：胎儿颅骨不显像。

（2）X线：腹部平片显示无头盖骨的胎头。

（3）生化测定：羊水或母血中甲胎蛋白值升高。

【治疗原则】

一旦确诊，应及早引产，等待胎儿自然娩出。如发生胎肩娩出困难，可等待或行毁胎术。

第八章　产褥期及产褥期疾病

第一节　产褥感染

产褥感染是指分娩后生殖道的感染,发生率在 1%~8%,是产褥期最常见的并发症,以发热、疼痛、异常恶露为主要症状。临床上的产褥病率是指分娩 24 小时至 10 日内,按标准方法用口表测量体温,每日至少 4 次,凡体温有 2 次达到或超过 38℃者。产褥病率的原因除产褥感染外,还包括呼吸系统感染、泌尿系统感染、乳腺内乳汁淤积、药物热(见于应用青霉素或头孢菌素的产妇)。目前,产褥感染仍是导致孕产妇死亡的四大原因之一。

【病因】

妊娠期孕妇下生殖道寄生有大量病原微生物,包括共栖菌及内、外源性条件致病菌(如金黄色葡萄球菌、链球菌、支原体等);而正常孕妇对这些病原微生物有防御能力,一旦防御能力减弱或降低,如手术助产(产钳术、胎吸术)、会阴伤口血肿、阴道血肿、阴道感染、宫颈裂伤、贫血、糖尿病、肥胖、低蛋白血症、宫内感染、产后出血、营养不良、破膜时间延长(大于 24 小时)、产程过长(大于 12 小时)、手术时间过长(大于 4 小时)、急诊剖宫产等,就会导致产褥感染的发生。产褥感染多由需氧菌和厌氧菌混合感染引起。革兰氏阳性需氧菌主要有金黄色葡萄球菌、表皮葡萄球菌,革兰氏阴性需氧菌主要有产气肠杆菌、大肠埃希菌;厌氧菌有消化链球菌、各类杆菌。

【常见的病理类型及诊断、治疗】

1.会阴、阴道及宫颈感染

以会阴侧切伤口感染最常见,发生率为 0.3%~0.5%。见于手术助产(如产钳术、胎吸术)、阴道感染、孕妇贫血、糖尿病;葡萄球菌和大肠埃希菌是引起此类感染最常见的细菌。产妇会阴部疼痛、肛门坠胀、排便感,不能取坐位,可伴低热。会阴伤口局部充血、水肿、边缘裂开,脓性分泌物流出,压痛明显。严重者感染扩散至阴道,阴道黏膜充血、水肿、溃疡形成,大片黏膜坏死脱落,形成尿瘘。宫颈感染多无症状,严重者可引起盆腔结缔组织炎或败血症。

会阴伤口感染,需及时拆除伤口缝线,使之引流通畅;每日用 1:5000 高锰酸钾冲洗伤口。根据细菌培养和药敏试验结果选用抗生素,在未确定病原体时,根据临床表现和临床经验应用对需氧菌和厌氧菌均敏感的广谱抗生素,多在治疗 48 小时后好转。治疗效果差或患者一般情况不良者,需及时行清创术,去除感染坏死组织后行早期修补手术。

2.子宫内膜、子宫肌感染

又称"产后子宫感染""子宫炎伴盆腔蜂窝组织炎",感染部位为子宫内膜、子宫肌层、子宫旁组织,发生率 1.3%～13%。多由需氧菌和厌氧菌混合感染引起,病原体可为阴道内源性菌群,侵袭子宫下段及子宫切口、定居、繁殖,导致感染发生。因入侵细菌毒力和产妇抵抗力不同,症状相异。产妇产后 3～4 天出现高热或低热,伴下腹隐痛,子宫复位不良、子宫压痛轻重不等,恶露量多,呈泡沫状或脓性,混浊而有臭味。也可伴或不伴全身感染症状,如寒战、头痛、脉搏增快等。实验室检查白细胞增高、中性粒细胞增多,严重感染者由于骨髓抑制,白细胞总数和中性粒细胞可不增高。宫颈分泌物培养阳性。B 超显示宫腔胎盘残留、胎膜残留、子宫复位不良、子宫旁包块、子宫直肠窝积脓、腹壁切口愈合不良等表现。

一般治疗可采取半卧位以利炎症局限,纠正电解质紊乱和低蛋白血症。未得到细菌培养和药敏试验结果前,根据临床经验选用广谱抗生素。抗生素治疗 48 小时后病情无改善,需更换或加用抗生素,并重新检查。有腹腔、盆腔脓肿者,根据脓肿位置切开引流;子宫感染严重不能控制者,及时切除子宫,开放阴道残端引流。

3.盆腔结缔组织炎、腹膜炎

由病原体沿宫旁淋巴或血行达宫旁组织发展而来。产妇于产后 3～4 天出现发热,体温持续上升,出现单侧或双侧下腹疼痛及肛门坠胀。宫旁一侧或双侧结缔组织增厚、触痛,扪及包块多与子宫紧密相连,自宫旁达盆壁、固定、触痛。腹膜炎多由子宫感染、盆腔结缔组织炎发展而来,产妇高热、下腹疼痛及腹胀,下腹部压痛、反跳痛明显,腹肌紧张;也可形成膈下脓肿、肠曲间脓肿、子宫直肠窝脓肿。

4.血栓性静脉炎

分为盆腔内血栓性静脉炎、下肢血栓性静脉炎,多为厌氧菌感染。妊娠期静脉内血流缓滞、静脉壁损伤、血液高凝状态是疾病发生的危险因素。病原菌侵及卵巢静脉最常见。产后 1～2 周,产妇出现高热、寒战可伴下腹部持续疼痛,疼痛放射至腹股沟或肋脊角。下肢血栓性静脉炎,临床表现因静脉血栓形成部位不同而各异。髂静脉或下肢静脉栓塞,出现下肢疼痛、肿胀、皮肤发白,局部温度升高,栓塞部位压痛,可触及硬条索状有压痛静脉。下肢静脉造影有确诊价值,超声多普勒下肢血管血流图测定、CT、MR 也可协助诊断。

5.剖宫产术后腹部伤口感染

发生率约为 7%,其发生与孕妇贫血、营养不良、糖尿病、肥胖、破膜时间延长(＞24h)、产程延长(＞12h)、宫内感染、产后出血、手术时间过长(＞4h)、手术止血不良、血肿形成等因素有关。病原体以金黄色葡萄球菌、大肠埃希菌常见,多来自局部皮肤或孕妇下生殖道菌群。

腹部伤口脓肿是最常见的腹部伤口感染类型,多在手术后第 4 天出现发热、伤口疼痛,局部组织红、肿、压痛。腹部伤口坏死性感染罕见,但病死率高达 20%～50%。

治疗前先行需氧菌和厌氧菌培养和药敏试验。腹部伤口脓肿要及时拆除缝线,使用广谱抗生素。腹部伤口坏死性感染需尽早清创,切除被感染坏死组织,使用大剂量广谱抗生素,尤其是青霉素钠,不主张局部应用抗生素。

第二节 晚期产后出血

晚期产后出血是指分娩24h后,在产褥期内发生的子宫大量出血。多见于产后1~2周,亦可迟至产后2个月左右发病者。临床表现为持续或间断阴道流血,有时是突然阴道大量流血,可引起失血性休克。晚期产后出血多伴有寒战、低热。

【病因】

1.胎盘、胎膜残留

这是最常见的病因,多发生于产后10d左右。黏附在子宫腔内的小块胎盘组织发生变性、坏死、机化,可形成胎盘息肉,当坏死组织脱落时,基底部血管受损,引起大量出血。

2.蜕膜残留

产后1周内正常蜕膜脱落并随恶露排出,若蜕膜剥离不全或剥离后长时间残留在宫腔内诱发子宫内膜炎症,影响子宫复旧,可引起晚期产后出血。

3.子宫胎盘附着部位复旧不全

胎盘娩出后,子宫胎盘附着部位即刻缩小,可有血栓形成,随着血栓机化,可出现玻璃样变,血管上皮增厚,管腔变窄、堵塞,胎盘附着部位边缘有内膜向内生长,内膜逐渐修复,此过程需6~8周。如果胎盘附着面复旧不全,可使血栓脱落,血窦重新开放,导致子宫大量出血。

4.感染

以子宫内膜炎为多见,炎症可引起胎盘附着面复旧不全及子宫收缩不佳,导致子宫大量出血。

5.剖宫产术后子宫切口裂开

多见于子宫下段剖宫产横切口两侧端,其主要原因为:

(1)子宫切口感染:造成切口感染的原因有①子宫下段与阴道口距离较近,增加感染机会,细菌易感染宫腔;②手术操作过多,尤其是阴道检查频繁,增加感染机会;③产程过长;④无菌操作不严格。

(2)切口选择过低或过高。①过低:宫颈侧以结缔组织为主,血液供应较差,组织愈合能力差;②过高:切口上缘宫体肌组织与切口下缘子宫下段肌组织厚薄相差大,缝合时不易对齐,影响愈合。

(3)缝合技术不当:出血血管未扎紧,尤其是切口两侧角未将回缩血管结扎形成血肿;有时缝扎组织过多过密,切口血循环供应不良,均影响切口愈合。

6.肿瘤

产后滋养细胞肿瘤,子宫黏膜下肌瘤等均可引起晚期产后出血。

【诊断】

1.病史

产后恶露不净,有臭味,颜色由暗变红,反复或突然阴道流血,若为剖宫产术后,应注意剖宫产指征及术中特殊情况及术后恢复情况,尤其应注意术后有无发热等情况,同时应排除全身出血性疾病。

2.症状和体征

除阴道流血外,一般可有腹痛和发热,双合诊检查应在严密消毒、输液、备血等及有抢救条件下进行。检查可发现子宫增大、软、宫口松弛,子宫下段剖宫产者,应以食指轻触切口部位,注意切口愈合情况。

3.辅助检查

血、尿常规,了解感染与贫血情况,宫腔分泌物培养或涂片检查,B型超声检查子宫大小,宫腔内有无残留物,剖宫产切口愈合情况等。

【治疗】

(1)少量或中等量阴道流血,应给予足量广谱抗生素及子宫收缩药。

(2)疑有胎盘、胎膜、蜕膜残留或胎盘附着部位复旧不全者,应行刮宫术。刮宫前做好备血、建立静脉通路及开腹手术准备,刮出物送病理检查,以明确诊断,刮宫后应继续给予抗生素及子宫收缩药。

(3)剖宫产术疑有子宫切口裂开,少量阴道流血可先给予广谱抗生素及支持疗法,密切观察病情变化;阴道流血多量,可作剖腹探查。若切口周围组织坏死范围小,炎症反应轻微,可作清创缝合及髂内动脉、子宫动脉结扎止血或行髂内动脉栓塞术,若组织坏死范围大,酌情作低位子宫次全切除术或子宫全切术。

(4)若因肿瘤引起的阴道流血,应作相应处理。

【预防】

(1)产后应仔细检查胎盘、胎膜,注意是否完整,若有残缺应及时取出。在不能排除胎盘残留时,应行宫腔探查。

(2)剖宫产时子宫下段横切口应注意切口位置的选择及缝合技巧,避免子宫下段横切口两侧角部撕裂。

(3)严格按无菌操作要求做好每项操作,术后应用抗生素预防感染。

第三节　产褥期抑郁症

产褥期抑郁症是指产妇在产褥期内出现抑郁症状,是产褥期精神疾病常见的一种类型。其病因不明,可能与遗传因素、心理因素、内分泌因素和社会因素等有关。

【诊断与鉴别诊断】

(一)临床依据

临床主要表现为抑郁,多在产后2周内发病,产后4～6周症状明显。产妇多表现为:心情压抑、情绪低落、思维缓慢和意志行为降低,症状具有晨重夕轻的变化。有些产妇还可表现为对生活、家庭缺乏信心,"提不起精神",主动性兴趣减退、愉快感缺乏,思维活动减慢、言语减少,多数有食欲、性欲下降,某种程度的睡眠障碍。患者流露出对生活的厌倦,容易产生自卑、自责、绝望,某些产妇有思维障碍、迫害幻想,甚至出现伤婴或自杀举动。

目前无统一的诊断标准。1994 年美国《精神疾病的诊断与统计手册》中制定了产褥期抑郁症的诊断标准。

(1)产后 4 周内出现下列 5 项或 5 项以上的症状,其中必须具备下列 1、2 两项:情绪抑郁;对全部或多数活动明显缺乏兴趣或愉悦;体重显著下降或增加;失眠或睡眠过度;精神运动性兴奋或阻滞;疲劳或乏力;遇事皆感毫无意义或自责感;思维力减退或注意力涣散;反复出现死亡想法。

(2)在产后 4 周内发病,排除器质性精神障碍,或精神活性物质和非成瘾物质所致。

(二)检查项目及意义

针对抑郁障碍尚无特异性检查,除了进行全面的体格检查外,包括神经系统检查、妇科检查外,还需进行辅助检查及实验室检查如血糖、甲状腺功能、心电图等。另以下的检查具有一定的意义:

1.地塞米松抑制试验

在晚 11 点给患者口服地塞米松 1mg,次日清晨 8 时、下午 4 时及晚上 11 时各取血一次测量皮质醇含量,如含量下降表明功能正常为试验阴性;如皮质醇含量不下降,则为地塞米松抑制试验阳性。然该试验临床的敏感性及特异性均不高,但可用于预测产褥期抑郁症的复发。

2.甲状腺素释放激素抑制试验

先测定基础促甲状腺素,再静脉注射 500mg 促甲状腺素释放激素,15、30、60、90min 后均测定促甲状腺素。抑郁症患者促甲状腺素上升低于 7mU/ml,其异常率可达 25%～70%。如将此试验与地塞米松抑制试验联合检查可能对抑郁症的诊断更有意义。

3.临床量表的应用

临床量表较多,使用较广泛的为由 Zung 编制的抑郁自评表(SDS)和属于他评的汉密尔顿抑郁量表。

【治疗方案及选择】

通常需要治疗,包括心理治疗和药物治疗。

1.药物治疗

(1)氟西汀(百忧解):选择性抑制中枢神经系统 5-羟色胺的再摄入,延长和增加 5-羟色胺的作用,从而产生抗抑郁作用。具有高效、副作用较小、安全性高的特点。剂量:每次 20mg,分 1～2 次口服,根据病情可增加至每日 80mg。

(2)帕罗西汀:通过阻止 5-羟色胺的再吸收而提高神经突触间隙内 5-羟色胺的浓度,从而产生抗抑郁作用。每日 20mg,一次口服,连续用药 3 周后,根据病情增减剂量,1 次增减 10mg,间隔不得少于 1 周。舍曲林的作用机制同帕罗西汀,每日 50mg,一次口服,数周后可增加到每日 100～200mg。

（3）阿米替林：为常用的三环类抗抑郁药,抗抑郁效果好,价格低,同时兼有抗焦虑和帮助睡眠的作用,但副作用较大。每日 50mg,分 2 次口服,逐渐增加到每日 150～300mg,分 2～3 次口服。维持剂量 50～150mg/d。

2.心理治疗

关键在于根据患者的个性特征、心理状态、发病原因给予足够的社会和心理支持,同时设计和选择个体化的心理治疗方法。

3.婚姻家庭治疗

是以夫妻或家庭为基本单元,夫妻、家庭成员共同参与作为治疗对象的一种治疗方式,对抑郁症产妇缓解症状及预防复发具有良好的疗效。

第四节 产褥中暑

产褥中暑是指产褥期间产妇在高温、高湿和通风不良的环境中体内余热不能及时散发,引起以中枢性体温调节功能障碍为特征的急性疾病,表现为高热,水、电解质代谢紊乱,循环衰竭和神经系统功能损害等。本病起病急骤,发展迅速,处理不当可遗留严重的后遗症,甚至死亡。

【病因】

产褥中暑的易感因素有：①外界气温＞35℃、相对湿度＞70％时,机体靠汗液蒸发散热受到影响；②居住条件差,居室通风不良且无降温设备；③产妇分娩过程中体力消耗大且失血多致产后体质虚弱,产后出汗过多又摄盐不足；④产褥感染患者发热时,更容易中暑。在产褥期尤其是产褥早期除尿量增多外,经常出现大量排汗,夜间尤甚,习称"褥汗"。若产妇受风俗旧习影响在产褥期为"避风"而紧闭门窗、衣着严实,使身体处在高温、高湿环境中,严重影响机体的散热机制,出现一系列的病理改变。

【临床表现】

1.中暑先兆

起初多表现为口渴、多汗、皮肤湿冷、四肢乏力、恶心、头晕、耳鸣、眼花、胸闷、心悸等前驱症状。此时体温正常或略升高,一般在 38℃ 以下。若及时将产妇移至通风处,减少衣着,并补充盐与水分,症状可迅速消失。

2.轻度中暑

中暑先兆未能及时处理,产妇体温可逐渐升高达 38.5℃ 以上,症状亦明显加重。出现剧烈头痛,颜面潮红,恶心胸闷加重,脉搏和呼吸加快,无汗,尿少,全身布满"痱子",称为汗疹。此期经及时治疗多可恢复。

3.重度中暑

体温继续上升,达 40℃ 以上。出现嗜睡、谵妄、抽搐、昏迷等中枢神经系统症状,伴有呕吐、腹泻、皮下及胃肠出血。检查时可见面色苍白,脉搏细数,心率加快,呼吸急促,血压下降,瞳孔缩小然后散大,各种神经反射减弱或消失。若不及时抢救可因呼吸循环衰竭、肺水肿、脑水肿等而死亡,幸存者也常遗留严重的中枢神经系统后遗症。

【诊断和鉴别诊断】

根据发病季节,患病产妇居住环境和产妇衣着过多,结合典型的临床表现,一般不难诊断。但应注意与产后子痫和产褥感染败血症等相鉴别。夏季罹患产褥感染的产妇若有旧风俗旧习惯常易并发产褥中暑,患严重产褥中暑的患者亦易并发产褥感染,这些在诊断时应引起重视。

【治疗】

产褥中暑的治疗原则是迅速改变高温、高湿和通风不良的环境,降低患者的体温,及时纠正脱水、电解质紊乱及酸中毒,积极防治休克。迅速降低体温是抢救成功的关键。

1.降温

(1)环境降温:迅速将产妇移至凉爽通风处,脱去产妇过多衣着。室内温度宜降至25℃。

(2)物理降温:鼓励多饮冷开水、冷绿豆汤等;用冰水或乙醇擦浴;在头、颈、腋下、腹股沟、腘窝浅表大血管分布区放置冰袋进行物理降温。

(3)药物降温:氯丙嗪25～50mg加入0.9%氯化钠液或5%葡萄糖液500ml中静脉滴注,1～2h内滴完,必要时6h重复使用。氯丙嗪可抑制体温调节中枢,降低基础代谢,降低氧消耗,并可扩张血管,加速散热。高热昏迷抽搐的危重患者或物理降温后体温复升者可用冬眠疗法,常用冬眠Ⅰ号(哌替啶100mg、氯丙嗪50mg、异丙嗪50mg)。使用药物降温时需监测血压、心率、呼吸等生命体征。如血压过低不能用氯丙嗪时,可用氢化可的松100～200mg加入5%葡萄糖液500ml中静脉滴注。另外,可同时用解热镇痛类药物,如阿司匹林和吲哚美辛等。

药物降温与物理降温具有协同作用,两者可同时进行,争取在短时间内将体温降至38℃左右。降温过程中必须时刻注意产妇体温的变化,每隔30min测量一次体温,体温降至38℃左右时应立即停止一切降温措施。

2.对症处理

(1)保持呼吸道通畅,及时供氧。

(2)患者意识尚未完全清醒前应留置导尿,并记录24h出入量。

(3)周围循环衰竭者应补液,可输注晶体液、血浆、羧甲淀粉或右旋糖酐－40等,但24h内液体入量需控制于2000～3000ml,输液速度宜缓慢,16～30滴/分,以免引起肺水肿。

(4)纠正水、电解质紊乱和酸中毒,输液时注意补充钾盐和钠盐,用5%碳酸氢钠纠正酸中毒。

(5)脑水肿表现为频繁抽搐,血压升高,双瞳孔大小不等,可用20%甘露醇或25%山梨醇250ml快速静脉滴注,抽搐患者可用地西泮10mg肌注,或用10%水合氯醛10～20ml保留灌肠。

(6)呼吸衰竭可给予呼吸兴奋药,如尼可刹米、洛贝林等交替使用,必要时应行气管插管。

(7)心力衰竭可给予洋地黄类制剂,如毛花苷C 0.2～0.4mg缓慢静注,必要时4～6h

重复。

（8）应用广谱抗生素预防感染。

【预防】

产褥中暑可以预防，且应强调预防。关键在于对产妇及其家属进行卫生宣教，让他们了解并熟悉孕期及产褥期的卫生，破除旧的风俗习惯，使卧室凉爽通风和衣着被褥适宜，避免穿着过多影响散热。另外，可饮用一些清凉饮料。积极治疗和预防产褥期生殖道及其他器官的感染，也是预防产褥中暑的主要环节。此外，还应让产妇了解产褥中暑的先兆症状，一旦察觉有中暑先兆症状时能够应急对症处理。

第五节　乳　腺　炎

乳腺炎常由乳头皲裂引起，也可因未及时治疗乳腺管阻塞或乳房过度充盈，在此基础上继发感染。常见的致病菌为存在于婴儿咽喉部的金黄色葡萄球菌，其次为链球菌。病菌可经淋巴管蔓延至乳腺小叶间形成蜂窝织炎。

【诊断标准】

1.病史

常于产后7日左右发病，产妇可出现畏寒、发热，患侧乳房肿胀、疼痛。

2.检查

感染灶常局限于一侧乳房的某一象限，该处局部皮肤发红，有明显肿块，质硬触痛，常伴同侧的腋下淋巴结肿大并有压痛。

3.实验室检查

血白细胞增加，有时可在乳汁中培养出致病菌。

4.B超检查

如有液性暗区，示有脓肿形成。

【治疗原则】

（1）早期乳腺炎：此时感染常在乳腺管外的结缔组织内，并非乳腺管内发炎，可以继续喂乳。用胸罩将乳房托起，尽量使乳汁排空，局部置冷敷。同时应用抗感染药物。

（2）炎症明显时应停止哺乳，但必须使乳汁排空，可用吸奶器吸空。抗感染药物以肌内注射、静脉注射或静脉滴注为宜，由于金黄色葡萄球菌可能对青霉素耐药，可选用半合成耐酶青霉素苯唑西林，头孢菌素类药物及克林霉素、林可霉素、红霉素等。

（3）有脓肿形成时，对较小的脓肿可做局部穿刺，抽尽脓液后注入抗感染药物，每日1次，直至无脓液抽出为止；脓肿较大，且为多房性时，常需切开排脓，切开时应注意沿乳腺管方向，即以乳头为中心，行放射状切开。

第九章　高危妊娠

第一节　高危妊娠概述

一、定义

本次妊娠对孕产妇及胎婴儿有较高危险性,可能导致难产及(或)危及母婴者,称高危妊娠。具有高危妊娠因素的孕妇,称为高危孕妇。

具有下列情况之一的围生儿,定为高危儿:①胎龄不足 37 周或超过 42 周;②出生体重在 2500g 以下;③小于胎龄儿或大于胎龄儿;④胎儿的兄弟姊妹有严重新生儿病史,或新生儿期死亡者,或有两个以上胎儿死亡史者;⑤出生过程中或出生后情况不良,Apgar 评分 0～4;⑥产时感染;⑦高危产妇所生的新生儿;⑧手术产儿。

二、高危妊娠的范畴

具有下列情况之一者属高危妊娠:

(1)年龄＜18 岁或＞35 岁。

(2)有异常孕产史者,如流产、早产、死胎、死产、各种难产及手术产、新生儿死亡、新生儿溶血性黄疸、先天缺陷或遗传性疾病。

(3)孕期出血,如前置胎盘、胎盘早剥。

(4)妊娠高血压综合征。

(5)妊娠合并内科疾病,如心脏病、肾炎、病毒性肝炎、重度贫血、病毒感染(巨细胞病毒、疱疹病毒、风疹病毒)等。

(6)妊娠期接触有害物质,如放射线、放射性核素、农药、化学毒物、CO 中毒及服用对胎儿有害药物。

(7)母儿血型不合。

(8)早产或过期妊娠。

(9)胎盘及脐带异常。

(10)胎位异常。

(11)产道异常(包括骨产道及软产道)。

(12)多胎妊娠。

(13)羊水过多、过少。

(14)多年不育经治疗受孕者。

(15)曾患或现有生殖器官肿瘤者等。

三、高危妊娠的诊断

(一)病史

(1)年龄<16岁及>35岁者。

(2)生育史有下列情况者。

1)两次或两次以上流产者。

2)过去有死产或新生儿死亡者。

3)前次分娩为早产或低体重儿。

4)前次为过大胎儿。

5)有子痫病史者。

6)有家族性疾病或畸形。

7)有手术产史(产钳、剖宫产)。

8)有产伤史。

9)多年的不孕史经治疗后妊娠者。

10)有子宫肌瘤或卵巢囊肿者。

(3)有下列疾病应详细询问有关病史

1)原发性高血压或慢性高血压。

2)心脏病,特别是有心衰史或发绀型心脏病。

3)慢性肾炎。

4)糖尿病。

5)甲状腺疾病。

6)肝炎。

7)贫血。

8)其他内分泌疾病。

(4)早期妊娠时用过药物或接受过放射检查。

(5)幼年患影响骨骼发育的疾病,如结核病、佝偻病。

(二)临床检查

(1)身高<140cm,头盆不称。

(2)<40kg或>85kg。

(3)骨盆大小,髂前上棘<22cm、髂嵴<25cm、骶耻外径<18cm、坐骨结节间径<7.5cm。

(4)子宫大小是否与停经月份相符,羊水过多或双胎、IUGR。

(5)足月妊娠胎儿G≥4000g,或<2500g。

(6)胎位异常。

(7)血压>130/90mmHg,收缩压增加30mmHg、舒张压增加15mmHg。

(8)心脏异常。

(9)阴道出口是否过小,外阴静脉曲张。

(10)妊娠期胎动的变化。

(11)常规的化验检查,血尿常规、肝功等。

（三）特殊检查

(1)孕龄及胎儿发育情况的估计。

(2)胎盘功能的检查。

(3)胎儿成熟度。

(4)胎儿监测。

第二节 高危妊娠的重点监护

早期筛选高危孕妇,重点管理监护,及时正确处理,是减少孕产妇及围生儿死亡的重要措施。对优生优育亦具有重要意义。高危妊娠的重点监护包括孕妇和胎儿两个方面,对孕妇的监护已在病理产科中论述,本节主要阐述对胎儿的重要监护问题。

一、了解胎儿生长发育情况

1.妊娠图

将孕妇体重、血压、腹围、宫底高度、胎位、胎心、水肿、蛋白尿、超声检查的双顶径等,制成一定的标准曲线,于每次产前检查,将检查所见及检查结果随时记录于曲线图上,连续观察对比,可以了解胎儿的生长发育情况。

2.子宫底高度测量

测量子宫底高度所得数据与胎儿出生体重相关。所以测量子宫底高度可以预测胎儿生长发育。

从孕 20~34 周,宫底高度平均每周增加约 1cm,34 周后宫底增加速度变慢,子宫底高度在 30cm 以上表示胎儿已成熟。日本学者五十岚等提出计算胎儿发育指数的公式:

胎儿发育指数=宫底高度(cm)-(月份+1)×3

计算结果<-3,表示胎儿发育不良;-3~3,表示胎儿发育正常;>5 可能为双胎、羊水过多或巨大儿。

3.B 超检查

测量胎儿某一标志部分,如胎头双顶间径（BPD）、股骨长度（FL）、腹围（AC）等来判断胎儿生长发育情况,其中 BPD 最常用。超声检查 BPD>8.5cm 者,表示胎儿体重>2500g,胎儿已成熟,>10cm,可能为巨大胎儿。

二、胎儿成熟度测定

1.以胎龄及胎儿大小估计胎儿是否成熟

胎龄<37 周为早产儿;37~42 周为足月儿,>42 周为过期儿。<2500g 为早产儿或足月小样儿,>4000g 为巨大儿。

2.羊水分析

卵磷脂/鞘磷脂比值(L/S)表示肺成熟度,如比值≥2,表示胎儿肺成熟;<1.5则表示胎儿肺尚未成熟,出生后可能发生新生儿呼吸窘迫综合征(RDS),临床上可用泡沫试验代替,如两管液柱上均有完整泡沫环为阴性,表示 L/S≥2。胎儿肺成熟;如两管未见泡沫环为阳性,表示胎儿肺未成熟;一管有泡沫环另一管无,为临界值,L/S 可能<2。

肌酐表示肾成熟度,>2mg/dl 表明肾成熟,<1.5mg/dl 表明肾未成熟。

胆红素测定表示胎儿肝脏成熟度。胆红素值随孕期延长而减少。如用分光光度比色仪 450nm 的光密度差在 0.04 以上,表示胎儿肝脏未成熟。临界值为 0.02～0.04,0.02 以下表示胎儿肝脏成熟。

雌三醇羊水中含量与出生体重相关。体重<2500g 时,含量低于 0.6mg/L;孕 37 周后,胎儿体重>2500g,E3>1mg/L;如体重>3000g,含量多在 2mg/L 以上。

胎儿脂肪细胞计数表示皮肤成熟度,以 0.1％硫酸尼罗兰染色后,胎儿脂肪细胞呈橘黄色,不含脂肪颗粒的细胞染为蓝色。橘黄色细胞>20％为成熟,<10％为未成熟,>50％为过期妊娠。

三、胎盘功能测定

1.血和尿中 hCG 测定

在孕卵着床后 7d 左右,即可在血和尿中测到 hCG,随孕卵发育逐渐上升,至 80d 左右达高峰,此后逐渐下降,维持一定水平到产后逐渐消失。孕早期 hCG 测定反映胎盘绒毛功能状况,对先兆流产、葡萄胎监护具有意义。对晚孕价值不大。

2.血 hPL 测定

胎盘泌乳素(hPL)是胎盘滋养细胞分泌的一种蛋白激素,随妊娠而逐渐增高,34～36 周达峰值,以后稍平坦,产后逐渐消失。hPL 只能在孕妇血中测定。晚期正常妊娠的临界值为 4μg/ml,低于此值为胎盘功能不良,胎儿危急。hPL 水平能较好地反映胎盘的分泌功能,是目前国际上公认的测定胎盘功能方法。连续动态监测更有意义。E3、B 超胎盘功能分级结合进行,准确性更高。

3.尿中雌三醇(E3)测定

收集孕妇 24h 尿用 RIA 法测定观察 E3,是了解胎盘功能状况的常用方法。妊娠晚期 24h 尿 E3<10mg,或前次测定值在正常范围,此次测定值突然减少达 50％以上,均提示胎盘功能减退。

4.B 超胎盘功能分级

从声像图反映胎盘的形象结构。根据①绒毛膜板是否光滑;②胎盘实质光点;③基底板改变等特征,将胎盘分为 0～Ⅲ级。

四、胎儿宫内情况的监护

(一)胎动计数

胎动为胎儿在宫内健康状况的一种标志。不同孕周胎动数值不一。足月时,12h 胎动次数>100 次。晚间胎动多于白天。胎动减少可能示胎儿宫内缺氧。对高危妊娠孕妇应作胎动计数,每天早、中、晚计数 3 次,每次 1h,3 次之和×4、即为 12h 胎动次数。>30 次/12 小时表示正常,<20 次/12 小时表示胎儿宫内缺氧。如胎动逐渐减少,表示缺氧在加重。12h 内无胎动,即使胎心仍可听到,也应引起高度警惕。

(二)胎儿监护

1.胎儿电子监测

根据超声多普勒原理及胎儿心动电流变化制成的各种胎心活动测定仪已在临床上广泛应用。其特点是可以连续观察并记下胎心率的动态变化而不受宫缩影响。再配以子宫收缩仪、胎动记录仪便可反映三者间的关系。

(1)胎心率监测方法:有宫内监测及腹壁监测两种。前者须将测量导管或电极板经宫颈管置入宫腔内,故必须在宫颈口已开,并已破膜的情况下进行,且有引起感染的可能。故现多用后者。

由胎儿电子监测仪记录下的胎心率(FHR)可以有两种基本变化,即基线 FHR(BF-HR)及周期性 FHR(PFHR)。BFHR 即在无宫缩或宫缩之间记录下的 FHR。可从每分钟心搏的次数(bpm)及 FHR 变异两方面对 BFHR 加以估计。FHR 的 bpm 如持续在 160 次以上或 120 次以下历时 10min 称为心动过速或心动过缓。FHR 变异是指 FHR 有小的周期性波动。BFHR 有变异即所谓基线摆动,表示胎儿有一定的储备能力,是胎儿健康的表现。FHR 基线变平即变异消失或静止型,提示胎儿储备能力的丧失。PFHR 即与子宫收缩有关的 FHR 变化。

加速子宫收缩后 FHR 增加,增加范围为 15～20bpm,加速的原因可能是胎儿躯干局部或脐静脉暂时受压。散发的、短暂的胎心率加速是无害的。但如脐静脉持续受压,则进一步发展为减速。

减速可分为三种。早期减速:它的发生与子宫收缩几乎同时开始,子宫收缩后即恢复正常,幅度不超过 40bpm。早期减速一般认为是胎头受压,脑血流量一时性减少(一般无伤害性)的表现。宫缩开始后胎心率不一定减慢。减速与宫缩的关系并不是恒定的。但在出现后,下降迅速,幅度大(60～80bpm),持续时间长,而恢复也迅速。一般认为变异减速系因子宫收缩时脐带受压兴奋迷走神经所致。晚期减速:子宫收缩开始后一段时间(多在高峰后)出现胎心音减慢,但下降缓慢,持续时间长,恢复亦缓慢,晚期减速是胎儿缺氧的表现,它的出现应对胎儿的安危予以高度注意。

(2)胎儿电子监测仪在预测胎儿宫内储备能力方面的应用。

无激惹试验(NST):本试验是以胎动时伴有一时性胎心率加快现象为基础,故又称胎心率加速试验(FHT)。通过本试验观察胎动时 FHR 的变化,以了解胎儿的储备功能。试验时,孕妇取半卧位,腹部(胎心音区)放置电子监测器探头,在描记胎心率的同时,孕妇凭自觉在感有胎动时,即报告或手按机钮在描记胎心率的纸上做出记号,至少连续记录 20min。一般认为正常至少 3 次以上胎动伴有胎心率加速超过 10bpm;异常是胎动数与胎心率加速数少于前述情况甚或胎动时无胎心率加速,应寻找原因。此项试验方法简单、安全,可在门诊进行(如无电子监测亦可用胎心音聆诊法与胎动扣数同时进行记录分析),并可作为缩宫素激惹试验前的筛选试验。

缩宫素激惹试验(OCT):又称收缩激惹试验(CST),其原理为用缩宫素诱导宫缩并用胎心监护仪记录胎儿心率的变化。若多次宫缩后重复出现晚期减速,BFHR 变异减少,胎动后无 FHR 增快,为阳性。若 BFHR 有变异或胎动增加后,FHR 加快,但 FHR 无晚期减速,则为阴性。

本试验一般在妊娠 28～30 周后即可进行。如为阴性,提示胎盘功能尚佳,1 周内无胎儿死亡之虞,可在 1 周后重复本试验,阳性则提示胎盘功能减退,但因假阳性多,意义不如阴性大,可加测尿 E_3 或其他检查以进一步了解胎盘功能情况。

2. 胎儿心电图

胎心的活动情况是胎儿在子宫内情况的反映,因此胎儿心电图检查是较好的胎儿监护之一,测定胎儿心电图有宫内探测及腹壁探测两种,前者必须将探查电极经阴道置入宫腔,直接接触胎头或胎臀,虽所得图形清晰,但须在宫口已扩张,胎膜已破的情况下进行,有引起感染的危险,亦不能在孕期多次测定,故不宜作为孕期监护。腹壁探测将探查电极置于孕妇的腹部,胎儿的心电流通过羊膜腔传至孕妇腹壁。根据 R 波多次测定可推测胎儿宫内发育情况、胎儿存活情况、胎位、多胎、胎龄、胎盘功能和高危儿,PQRST 变化也反映高危儿。胎儿心电图虽有一定诊断价值,但仅是很多监护方法的一种。

(三)羊膜镜检查

Sahling(1962)首先使用,现已成为围生医学中的一种检查方法。在消毒条件下,通过羊膜镜直接窥视羊膜腔内羊水性状,用以判断胎儿宫内情况有一定参考价值。禁忌证为:产前出血、阴道、宫颈、宫腔感染、先兆早产、羊水过多等。

判断标准:正常羊水见透明淡青色或乳白色,透过胎膜可见胎发及飘动的胎脂碎片;胎粪污染时,羊水呈黄色、黄绿色,甚至草绿色;Rh 或 ABO 血型不合患者,羊水呈黄绿色或金黄色;胎盘早剥患者羊水可呈血色。

(四)胎儿头皮末梢血 pH 测定

分娩期采用的胎儿监护方法尚不能完全反映胎儿在宫内的真实情况。采取胎儿头皮末梢血测定 pH 值,以了解胎儿在宫腔内是否有缺氧和酸中毒。pH 7.25～7.35 为正常,pH<7.20 提示胎儿有严重缺氧并引起的酸中毒。

(五)产妇及新生儿监护

产褥期高危产妇继续在高危病房治疗观察,高危儿在高危新生儿监护病房(NICU)由儿科医师进行重点治疗。

第三节　高危妊娠的处理

属于高危妊娠的孕妇不必紧张,只要在怀孕期按期做好产前检查,在医师严密观察和治疗下,与医护人员密切配合,一般会安全度过孕期,平安地娩出胎儿。

高危妊娠应针对不同的病因进行不同的治疗。如孕妇年龄在 37～40 岁;曾分娩先天愚型儿或有家族史者;孕妇有先天代谢障碍(酶系统缺陷)或染色体异常的家族史者;孕妇曾分娩出神经管开放性畸形儿者,均应转遗传咨询门诊作有关检查。目前对遗传性疾病及畸形以预防为主,早期诊断,妥善处理。对妊娠并发症(如妊高征等)、妊娠合并症(如心脏病、肾脏病等)及其他高危妊娠病因,除针对各自特点进行特殊处理外,在产科方面应注意以下几个方面:

1.加强营养

孕妇的健康及营养状态对胎儿的生长发育极重要。凡营养不良或显著贫血的孕妇,所分娩的新生儿出生体重均较正常者轻。故应给予孕妇足够的营养,积极纠正贫血。对伴有胎盘功能减退、胎儿宫内发育迟缓的孕妇应给予高蛋白、高能量饮食,并补充足够维生素和铁、钙,静脉滴注葡萄糖及多种氨基酸。

2.卧床休息

卧床休息可改善子宫胎盘血循环,增加雌三醇(E_3)的合成和排除量。取左侧卧位较好,因可避免增大的子宫对腹部椎前大血管的压迫,改善肾循环及子宫胎盘的供血。有时改变体位还能减少脐带受压。

3.提高胎儿对缺氧的耐受力

10%葡萄糖液 500ml 中加入维生素 C 2g,静脉缓慢滴注,每日 1 次,5～7d 为一疗程,停药 3d 后可再重复,可能有助于增加胎儿肝糖原储备或补偿其消耗,增强对缺氧的代偿能力。

4.间歇吸氧

给胎盘功能减退的孕妇定时吸氧亦为重要措施之一,每日 3 次,每次 30min。

5.终止妊娠问题

若继续妊娠将严重威胁母体健康或影响胎儿生存时,应考虑适时终止妊娠。终止妊娠时间的选择取决于对疾病威胁母体的严重程度、胎盘功能和胎儿成熟度的了解,主要根据病情、孕龄、尺测耻骨上子宫长度、胎动及胎心率的变化做出决定。若条件许可,还可作尿 E。或 E/C 比值测定和羊水 L/S 比值、肌酐测定以及 NST、OCT、羊水细胞学检查、B 型超声测双顶径值等,从而了解胎盘功能和胎儿成熟度,以便决定是否终止妊娠。但应多次重复上述测定进行动态观察,并最好同时作数项测定相互对照,以免单项测定导致假阳性或假阴性结果。

终止妊娠的方法有引产和剖宫产两种,需根据孕妇的产科情况,宫颈成熟度,特别是胎盘功能状态即胎儿在宫内窘迫的程度做出选择。引产后若产程进展缓慢,应及时改用剖宫产终止妊娠。对需终止妊娠面胎儿成熟度较差者,可于终止妊娠前用肾上腺皮质激素加速胎儿肺成熟,促进表面活性物质的形成和释放,预防发生新生儿呼吸窘迫综合征。方法是:地塞米松 5mg 肌注,每日 3 次,连续 2d;或氢化可的松 500mg 静脉滴注,每日 2 次,连续 2d。

6.产时处理

产程开始后应严密观察胎心率变化,可应用胎儿监护仪,以便及早发现异常。胎膜已破而宫颈开大 1.5cm 以上者,必要时作胎儿头皮血 pH 值测定。

产程中注意及时吸氧,必要时可行人工破膜,经常观察羊水量及其性状。若原来羊水清亮而在产程中发现混有胎粪,即应注意胎儿宫内窘迫。若有明显的胎儿窘迫征象而产程又不能在短期内结束者,可考虑剖宫产。一经决定,应立即施行,尽可能缩短决定手术至取出胎儿的时间,以免加重胎儿窘迫程度。

胎儿窘迫者,无论经阴道娩出或剖宫产,均应做好新生儿抢救准备,最好有儿科医师协助处理。新生儿娩出后,首先清除呼吸道的羊水和胎粪,必要时作气管插管加压给氧。无此设备时,可作对口呼吸或用其他人工呼吸法。窒息较久者,可从脐静脉给予 5% 碳酸氢钠,剂量为 3～5ml/kg。若窒息严重,经上述方法处理无效时,可向心内注射尼可刹米或肾上腺素 0.2～0.5ml,同时作心外按摩。对早产儿、宫内发育迟缓的新生儿有感染可能或曾进行抢救的新生儿,均应列为重点护理对象。

参 考 文 献

[1]李亚里,姚元庆.妇产科聚焦:新理论新技术新进展与临床实践[M].北京:人民军医出版社,2011

[2]李立.简明妇产科学[M].北京:人民军医出版社,2008

[3]马惠荣.妇科疾病[M].北京:中国中医药出版社,2009

[4.魏丽惠.妇产科诊疗常规[M].北京:中国医药科技出版社,2012

[5]黄艳仪.妇产科危急重症救治[M].北京:人民卫生出版社,2011

[6]马丁.妇产科疾病诊疗指南[M].第三版.北京:科学出版社,2013

[7]谢辛.妇科疾病临床诊疗思维[M].北京:人民卫生出版社,2009

[8]贺晶.产科临床工作手册[M].北京:人民军医出版社,2013

[9]徐杰,蔡昱.妇科病中西医实用手册[M].北京:人民军医出版社,2014

[10]刘琦.妇科肿瘤诊疗新进展[M].北京:人民军医出版社,2011

[11]张晓东,王德权.性病诊断与防治[M].北京:人民军医出版社,2012

[12]赵粉琴.不孕不育症[M].北京:化学工业出版社,2013

[13]陈子江,刘嘉茵.不孕不育专家推荐诊疗方案[M].北京:人民军医出版社,2013

[14]朱兰.妇产科常见疾病的临床用药[M].北京:人民卫生出版社,2011

[15]李祥云.实用妇科中西医诊断治疗学[M].北京:中国中医药出版社,2005

[16]周伟生,赵萍.妇产科影像诊断与介入治疗[M].北京:人民军医出版社,2012

[17]冯琼,廖灿.妇产科疾病诊疗流程[M].北京:人民军医出版社,2014

[18]王子莲.妇产科疾病临床诊断与治疗方案[M].北京:科学文化出版社,2010

[19]王立新,姜梅.妇产科疾病护理及操作常规[M].北京:人民军医出版社,2012

[20]于传鑫,李儒芝.妇科内分泌疾病治疗学[M].上海:复旦大学出版社,2009

[21]张玉珍.中医妇科学[M].北京:中国中医药出版社,2007

[22]赵兴波.门诊妇科学[M].北京:人民卫生出版社,2007